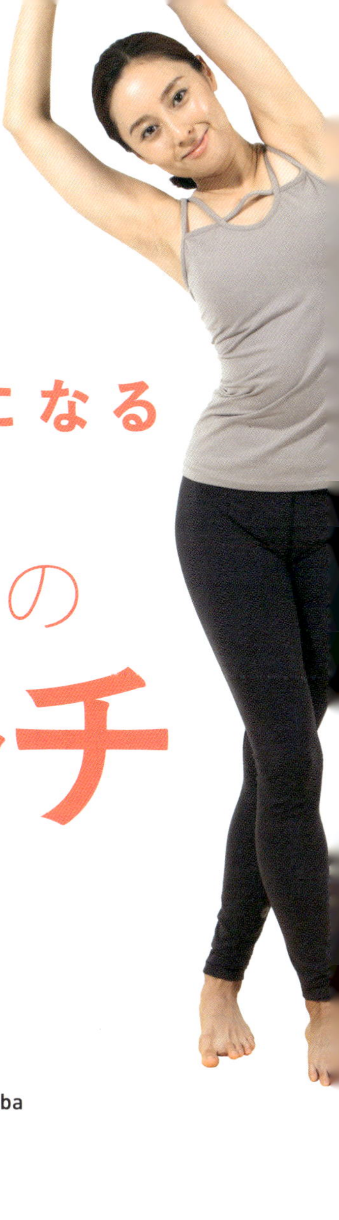

10秒で絶好調になる

# 最強のストレッチ図鑑

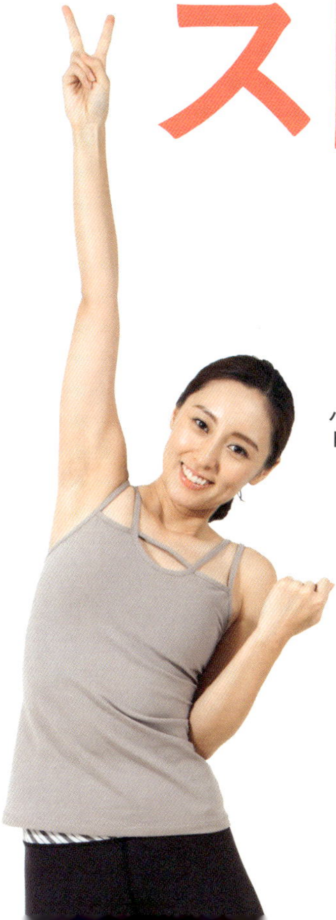

パーソナルトレーナー 柴 雅仁 @PT_shiba

SB Creative

# はじめに

思い出してみてください。

あなたの身体に「痛みもコリもなく、腕も足も思いどおり自由に動いていたとき」のことを。

たとえばそれは遠い昔。小学生のころだったかもしれません。

鬼ごっこをしても、膝に痛みもなければ筋肉痛にもならない。

ボールを投げるときに、「あいたたたた！」と、肩を上げられないなんてこともなかったでしょう。

しかし、そうしたときのことを頑張って思い出そうとしても、多くの人は「なんとなくそうだったかもしれない」という淡いイメージにとどまるはずです。

自分の身体にはじめて真剣に向き合わされるのは、歳を重ねて何らかの困りごとが起きたとき。そしてそのときにはすでに、身体が自由に動いたときの快適さというのは、忘れているものです。

膝が痛い、肩が凝る、足首が曲がらない。

こうしたことによって、あなたの行動はとても制限されてしまいます。

「いまさら私にスポーツなんて、ムリムリ！」
「肩コリが苦しくて、映画も集中して観ていられなくなってしまった」
「膝が痛くなるんじゃないかと思うと、怖くて旅行になんて行けない……」
しかし……。もし、まるで子どものころのような、柔らかく、痛みのない身体が、いま手に入ったら、もしくはそれに近づけられたら、どうなると思いますか？
仕事、家事、趣味、すべてがストレスを最小限におさえた状態で捗ります。あるいは前述のようにスポーツや映画、旅行なんかも、すべて心配なく楽しめるようになります。
そして、もし、そんな自由に動ける身体が「たった10秒のストレッチ」で手に入る可能性があるとしたら？

ここで私の自己紹介をさせてください。
私は「10秒ストレッチトレーナー」の柴雅仁といいます。
現在、自分ひとりでできるストレッチやマッサージなどの「セルフケア」のやり方を、10秒ほどの短い動画にしてＷｅｂで発信しています。
その中心となっているツイッターでは、なんと11万人以上の方々にフォローをしていただき、累計１００万回の「いいね！」をいただく大好評を得ました。

また、それと並行して、大手フィットネスクラブで、お客様の身体にフィットするセルフケアを提案する個人セッションを、年間１５００回以上行なっています。

どちらの活動にも共通するのは、「身体の痛みがない、動ける身体を作るための方法を提案する」ことです。

そしてそれを実現するために、「体軸理論」というものを応用したケア方法を独自に開発しました。

その特徴は、同じ姿勢で居続けたり、力んで動いたりすることによって凝り固まってしまった「アウターマッスル」をときほぐしながら、使えていない「インナーマッスル」に刺激を与えて、身体全体の調和を取り戻すこと。

そしてなにより、「誰でも」「どこでもできて」「たった10秒で終わる」ような、劇的に簡単で、かつ効果も大きいストレッチを提供することを重視しています。

さあ、11万人が評価した本書のストレッチを、あなたも体感してみてください！

# 2章

## 10秒で膝痛知らず！ 膝ストレッチ

# 3章

## 10秒で腰痛知らず！ 股関節・腰ストレッチ

## 4章

## 10秒で肩コリ知らず！　肩・首・頭ストレッチ

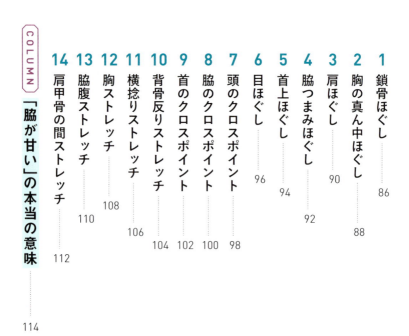

# 5章

## 10秒で緊張知らず！　肘・手首・手ストレッチ



親指・人差し指ばかりを使うと身体が力んでしまう／中指の付け根を意識することが、力の使い方を整えるポイント！

## 6章

## ＋αでさらに整う！ 困りごと別セルフケア

序章

# 11万人が絶賛した 10秒ストレッチとは？

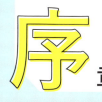

# 現代人のアウターマッスルとインナーマッスルの乱れ

日常生活で「ここの力を抜けたらどれだけ楽か」と思う局面ってありませんか？ たとえば日常だと「肩に力を入れながらデスクワークをしているとき」や「腰に力を入れて物を持つとき」。スポーツだと「腕に力を入れながら泳いでるとき」など。

ただ、この瞬間に力を抜こうと思っても絶対抜けないですよね？ もし抜けるのであれば肩コリで悩む人は存在しません。頭で考えたところで到底できません。

では、どのようにしたら力を抜けるようになるのか。それは「インナーマッスル」をメインで身体を動かす感覚をつかむことです。

人の身体にある筋肉は、大きく「アウターマッスル」と「インナーマッスル」に分けられます。それぞれの特徴は次のとおりです。

**【アウターマッスル】**

身体の表面上にある筋肉のこと。この筋肉は力に富んでいるため、歩く、走る、物を持つといった大きな力を発揮するときに機能する。

例：力こぶである上腕二頭筋や、太ももの前側の筋肉である大腿四頭筋など

**【インナーマッスル】**

インナーマッスルとは身体の奥深くにある筋肉のこと。この筋肉は持久力に富み、姿勢を保持したり、関節を安定させつつ、滑らかかつ素早い動きを作る機能をもっている。

例：腰の奥にある大腰筋や、お腹の奥にある横隔膜など

現代人のほとんどは、アウターマッスルが優位に働いて、インナーマッスルが機能しなくなり、バランスが崩れています。インナーマッスルが働かない代わりにアウターマッスルがその仕事を補わなければなりません。

すると、アウターマッスルは本来持久力がないのにもかかわらず力が入りっぱなしになるので、疲労の末、凝り固まってしまうということになるのです。

## インナーマッスルを蘇らせる「クロスポイント」

インナーマッスルの働きを取り戻せば、コリや痛みなどの身体の動作の悩みが解決するということがわかりました。

ただ、外から見てわかるアウターマッスルと違って、インナーマッスルは身体の奥深くに隠れています。またそもそもそこに筋肉があること自体、意識しづらいものです。そんな場所をどうやって使えるようにすればいいのでしょうか？

そこで重要になるのが、「クロスポイント」です。

クロスポイントとは、刺激することでインナーマッスルを目覚めさせ、アウターマッスルをゆるめられるポイントです。

全身14ヶ所にあり、そこには複数の筋肉が〝クロス〟するように存在します。

働きすぎのアウターマッスルと、働いていないインナーマッスルが交わっているクロスポイントに刺激を入れることで、そのどちらも一挙に平常状態に戻せるということが、クロスポイントのすごいところなのです。

私が今もなお、学び続けているクロスポ

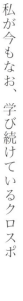

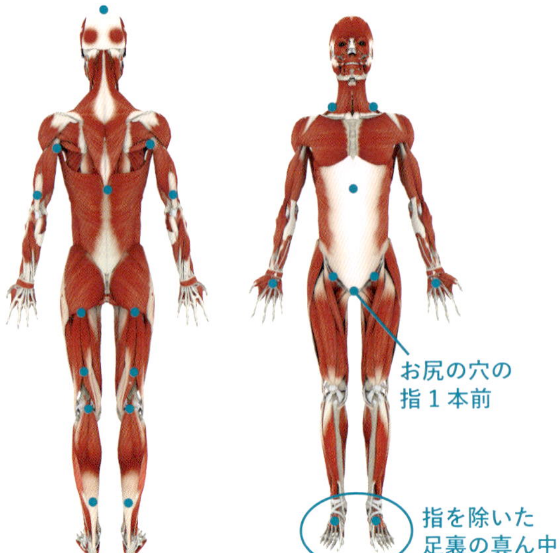

イントシステムとは、株式会社メタアクシス代表の高橋龍三氏が考案したもので、商標登録もされ、特許も取得しています。国からも認められている、根拠のあるものです。

私がこれから本書で紹介するストレッチや、普段ブログや個別セッションでお伝えしているワークはすべて、このクロスポイントシステムをベースに構築されています。

## 10秒でコリも疲れも取れるワケ

コリや疲れを取るために、ストレッチやヨガを勉強する人がいるでしょう。きっと本書を手に取られているあなたもそのひとりだと思います。

しかしそんな人に限って、一生懸命やっているのに柔らかさに全然変化がない、身体の悩みが改善されないということが多いはずです。

そういう人の特徴のひとつとして、「ストレッチで身体を伸ばす際に、力を入れて固めてしまっている」ということが挙げられます。柔らかくなるのとは正反対です。

筋肉の操作は、大きく分けると、力を入れて縮ませるか、力を入れないで縮ませないかの2択しかありません。

であれば、力を入れないで抜くようにすればいいのですが、残念ながら意識的に力を抜くことはなかなか難しいです。なぜかというと、普段からずっと力む癖があるために、その部分の力を抜いた状態というのを知らないからです。

自分の内面的な意識では力を抜くことができないのだとしたら……どうすればいいと思いますか？　そう、自分の身体の外側から、直接触ってアプローチするのです。

本書で紹介するセルフケア方法は、「さする」「ほぐす」「伸ばす」の３種類、あるいはそれらを組み合わせたものになっています。

一般に「ストレッチ」というと、３つ目の「伸ばす」ことを指しますが、本書ではむしろ、「さする」「ほぐす」ことをとても重視しています。なぜなら、この２つを組み合わせることで、ストレッチの効果が高まるからです。

人間には「体性感覚《たいせいかんかく》」というものがあります。

体性感覚とは皮膚や筋肉、腱、関節の感覚の総称のことをいいます。「触れられている」「温かい」「ここで重さを感じる」といったものは、すべて体性感覚です。

先ほど解説した「クロスポイント」をさすったり、さわったり、さわりながら動かしたりすることによって、その奥にあるインナーマッスルに体性感覚が生じます。そこではじめてスイッチが入り、動き出すのです。すると、ずっと力んで凝り固まっていたアウターマッスルが休めるようになります。

ウンウン唸りながら伸ばしていた凝り固まった筋肉が、たった10秒、クロスポイントを触って伸ばすだけで、驚くほどゆるめることができるようになるのは、こうした理由なのです。

さて、ストレッチをしても悩みが解決しない人の特徴としてもうひとつ挙げられるのが、「少ない関節でストレッチをしている」ということです。

たとえば開脚ひとつするにしても、そこに関係する関節は「股関節だけ」というわけではありません。膝関節や足首、あるいは骨盤を経由して背骨ひとつひとつの関節部分などといった、たくさんの関節・腱・筋肉の柔らかさが重要になってきます。

「股関節に悩みがある」ということだけにとらわれて、股関節ばかりケアをしても全然開脚ができないのは、膝や腰の固さなどが影響しているからです。

逆にいえば、たとえば「腰が痛い！」というときには、そこに繋がっている周りの関節や筋肉からほぐしていくことで、驚くほど簡単に痛みが軽減した、ということが多々あります。

本書で紹介するストレッチでは、「膝裏をほぐすことで腰痛に効果がある」「手指をリラックスさせると、肩コリが良くなる」といった、意外にも思える効能がありますが、それは誇張ではありません。

ぜひ次章からのストレッチを実践して、その効果を実感してみてください！

# 読者特典

## 最強の10秒ストレッチ動画配信中

本書で紹介されている57のストレッチが
すべて動画でご覧になれます。

- 部位別でやりたいストレッチがすぐ見つかる！
- 著者の音声解説付きでもっと深く理解できる！
- メールアドレスの登録などもいりません！

以下のQRコード、またはURLからアクセスしてください。
https://online.sbcr.jp/sp/shiba/

# 1章

# 10秒で疲れ知らず！足指・足首ストレッチ

# 足の不調はこんなにも連鎖する！

## ◆足のアーチが潰れると全身が崩れる……

肩が凝っているとどうしても直接肩周りをほぐしたり調整したりしますよね。

もちろんそれはそれでありです。でも正直それだけでは不十分。

なぜなら肩コリの原因は背骨が関係していたり、手首や肘が関係していたり、色々と繋がりがあるので、患部以外の場所も調整しなければなりません。

そんな繋がりを辿っていくと、じつは肩から一番遠い足元が関係していたりするんですよね。

人間は二足歩行なので、土台である足元が崩れると、その上はドンドンいびつになっていき、その結果肩コリに繋がるなんてことはよくある話です。

足のアーチが潰れて足元がグラグラになってしまうと、それが影響して全身に力みが生じてしまい、肩コリが生じてしまうのです。

ちなみに、肩コリ以外にもこんな悩みごとも足が由来だったりします。

・むくみや冷え（フクラハギが固くなることで血流が悪くなる）
・腰痛（スネの前側が固くなり重心が前に。反り腰になって腰痛に）
・疲れやすくなる（全身がこわばりムダに力を使う）
・しゃがめない（スネの前側の筋肉がこわばり、足首が曲がらない）

## ◆正しい重心で立てれば全身がゆるみだす

最も身体に負担のかからない重心の位置とは内くるぶしの真下です。
ここはスネの骨の真下に当たるので、ここに乗れると骨に乗って立つことができるため、全身の筋肉にムダな負担がかからなくなります。すると全身リラックス状態になるのです。
そのためここに乗れると良いのですが、ここに乗るにはいくつかの条件を満たさなければなりません。そのうちのひとつが足裏のアーチが形成されていることです。
足指・足首ストレッチで、身体の土台を作っていきましょう！

# 01 指回し

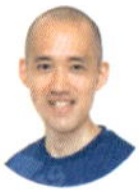

足が疲れやすい　足裏がツル　足指がツル
という方は指回しをして、そこから弾くと良いですよ。これをすべての指でやることで足裏・足指の筋肉がゆるんで足がスッキリ軽くなります。
この体勢がとれない人は椅子に座りながら足を組んで、同じようにやっても大丈夫です。
運動前や寝る前にやってみましょう！

コレをやって寝たらとても調子良いです！

足がつりやすいので、習慣にしたいな

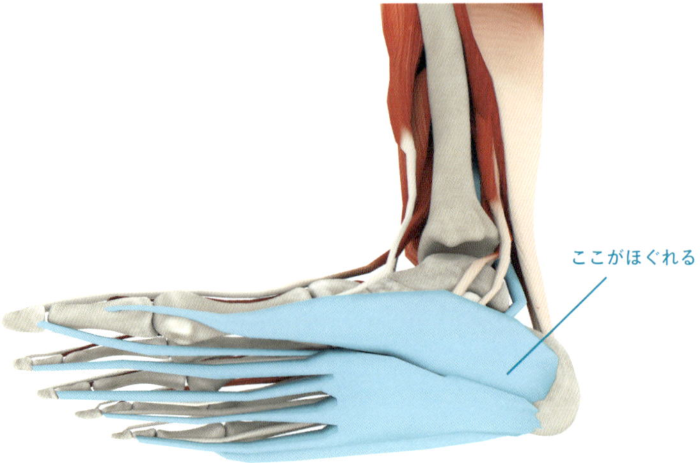

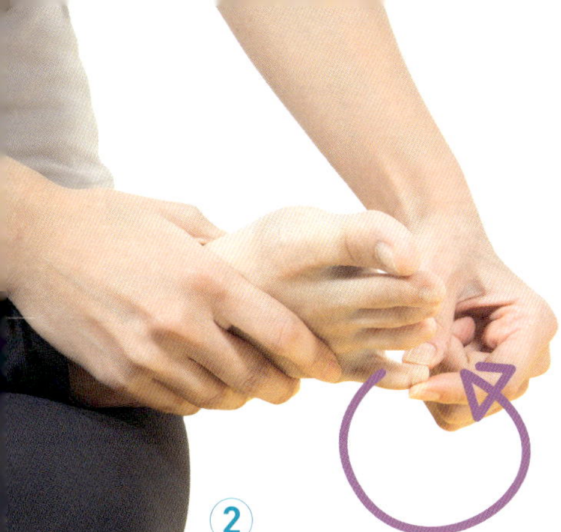

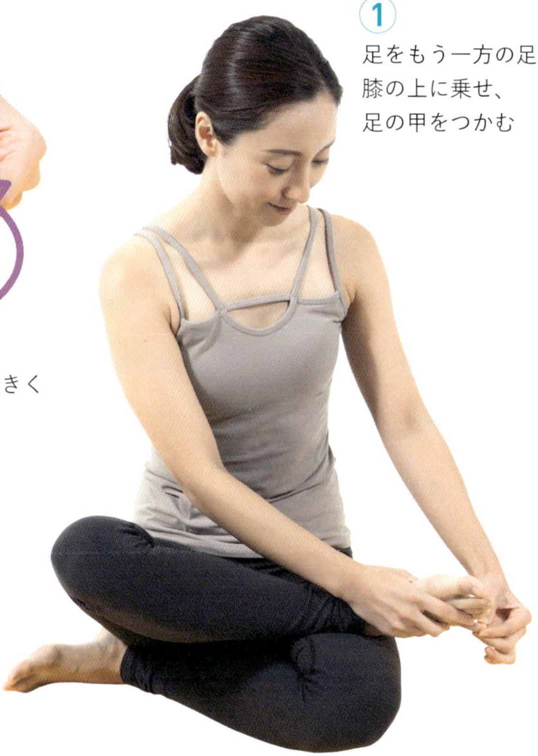

1

足をもう一方の足の
膝の上に乗せ、
足の甲をつかむ

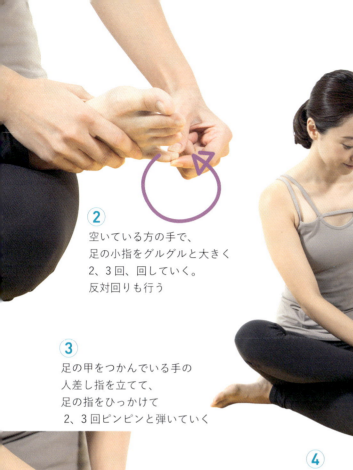

2

空いている方の手で、
足の小指をグルグルと大きく
2、3回、回していく。
反対回りも行う

3

足の甲をつかんでいる手の
人差し指を立てて、
足の指をひっかけて
2、3回ピンピンと弾いていく

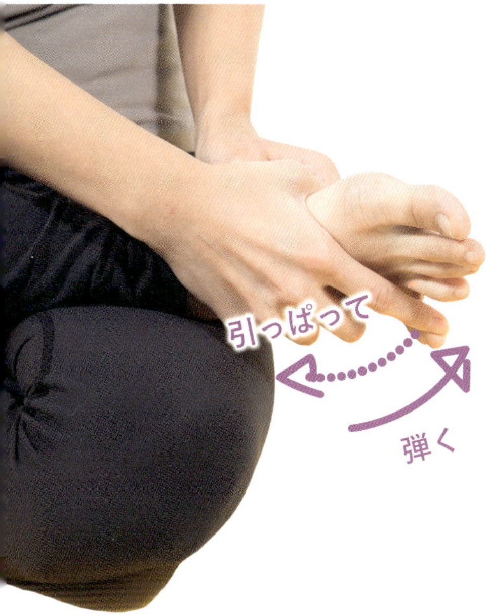


4

小指をほぐし終わったら、
薬指、中指……と
残りの指もグルグル回し、
弾いていく

5

逆の足の指も同様にほぐす

**POINT**
指を反らしすぎて
痛くならないように

# 02 スネほぐし

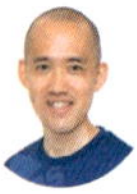

浮き指
足首が固い
股関節が詰まる
股関節が固い
これらでお悩みの人は、試しにスネの筋肉（スネの骨とスネの外にある骨の出っ張りの間）をほぐしてみると良いですよ。
ここは足首・足指、そして膝を介して股関節と繋がりがあるため、ここをほぐすだけでこれらの悩みが解消されるかもしれません。

脚全体が軽く動くようになった！

スネの炎症に悩まされていたからもっと早く出会いたかった―

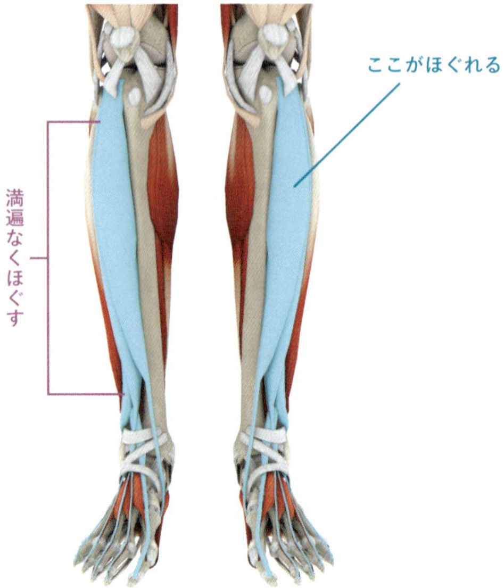

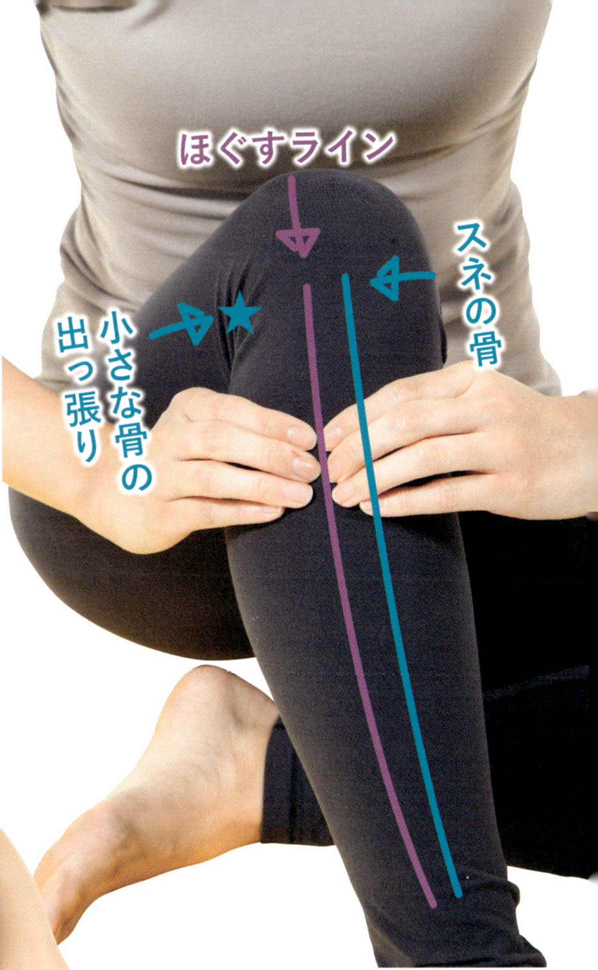


**1**

座って、片方の膝を立てる

**2**

スネの骨の出っ張りと、
その外側の方にある小さな骨の
出っ張りの間のちょうど真ん中に
スジがあることを確認する

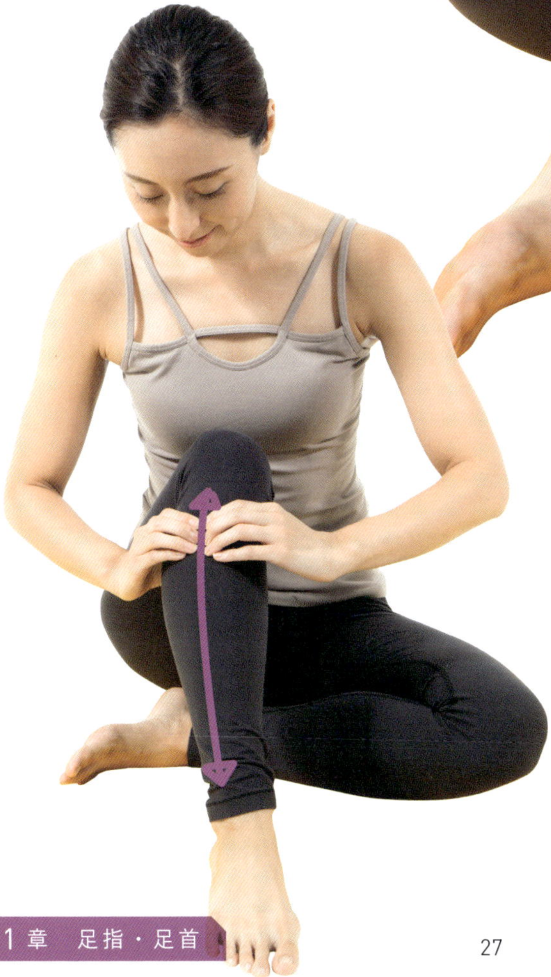

**3**

両手の 4 本指で、
そのスジを上から下までほぐしていく

**4**

2、3 往復したら
反対の足もほぐしていく

# 03 足首ほぐし

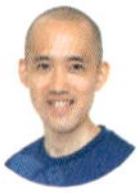

足首が固くてしゃがめない　すぐにスネが張ってしまう
そんな人は足首のちょうど関節あたりの筋肉が固まっている。
ここはスネの筋肉がまとまっているため、固まると足首に詰まりを起こし動きが悪くなる。
スジがいっぱいあるので、それをグリグリほぐしていきましょう。すると柔らかくなりますよ。

イベントでいつも以上にたくさん歩けました

鍼灸院でもこれだけ的確な施術にであったことはない！

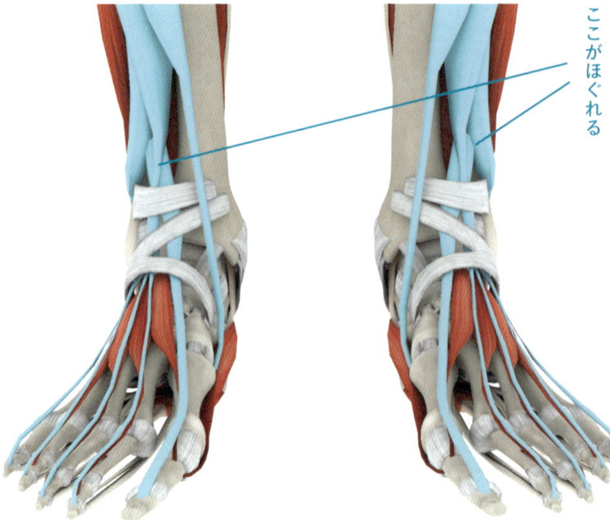

1
座って、片方の膝を立てる

2
立てた方の足首から
先を上に曲げると、
足首のあたりにスジが浮かぶ

3
そのスジに手の親指を
当ててほぐしていく

4
ほぐす場所を上や下に
移動させながら、
周辺もほぐしていく

5
終わったら反対の足もおこなう

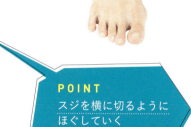

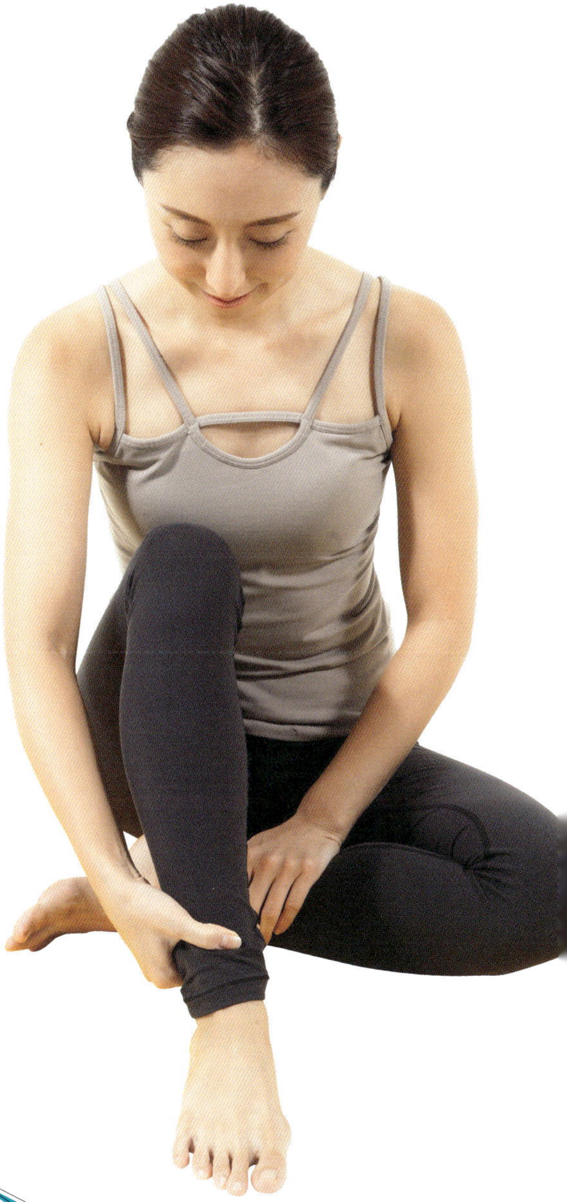

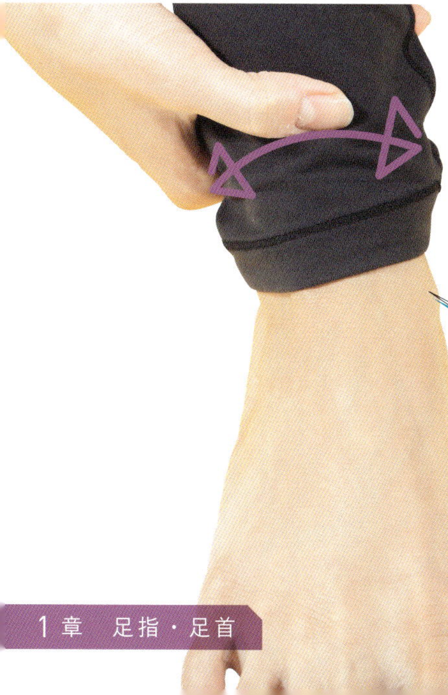

POINT
スジを横に切るように
ほぐしていく

# 04 フクラハギほぐし

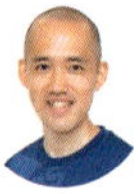

足首の固さ　むくみ　膝や腰の痛み
などがある人は、これらすべてと関係のあるフクラハギをほぐした方が良い。
フクラハギは内と外があるため、その真ん中に親指を入れて割るようにほぐす。
こうすることで一気にゆるめることができる。
膝裏からスネの真ん中まで。痛いところは特に入念にほぐしましょう！

連日のこむら返りに困っていたので助かりました！

フクラハギの真ん中押すの気持ちいいですよね。毎日やってます。

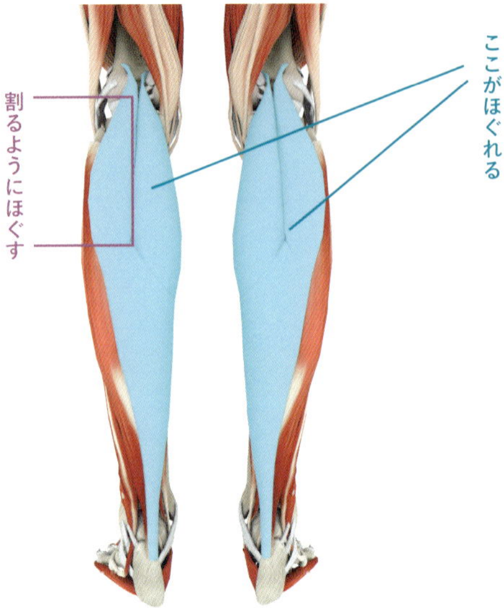

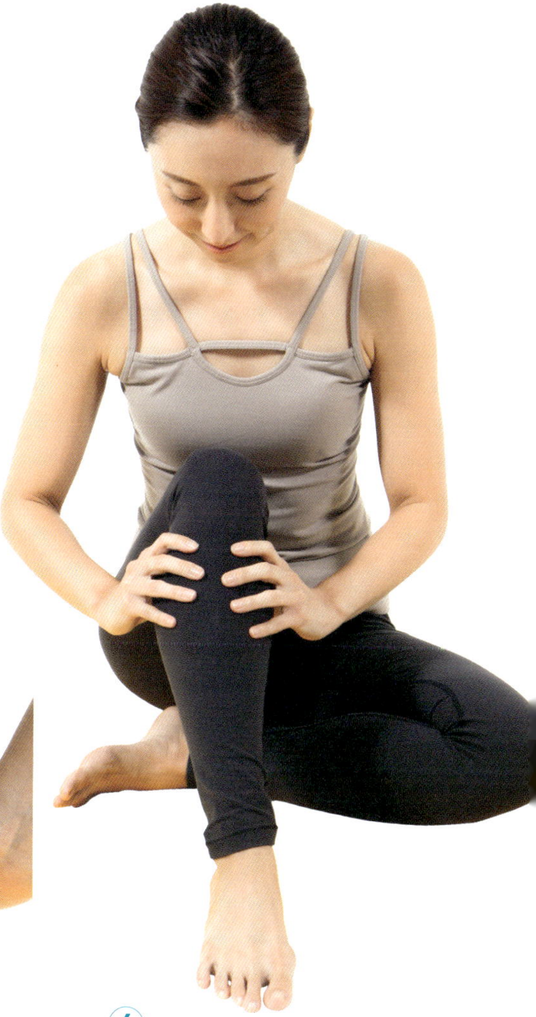

1

座って、片方の膝を立てる

2

膝裏あたりに両手の親指を当て、
ちょうど真ん中あたりをグリグリと
ほぐしていく

3

そのままフクラハギの真ん中を割る
ようにほぐしていく

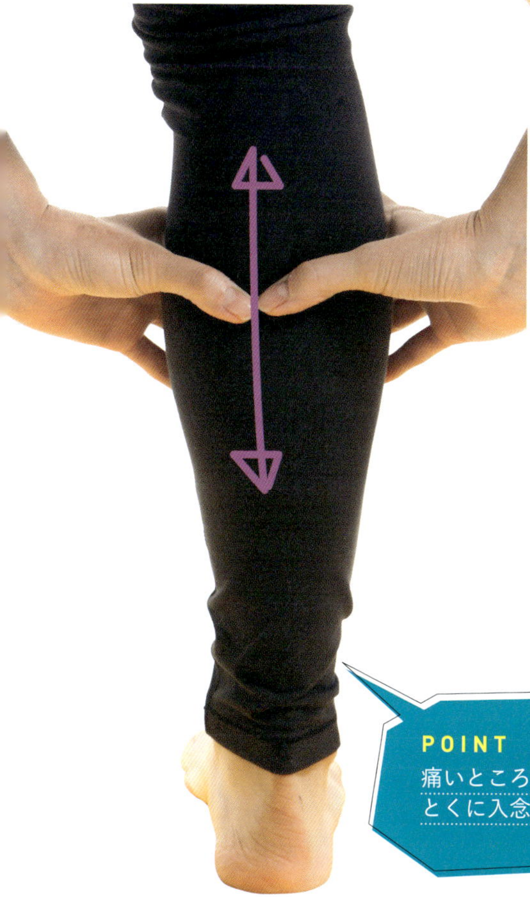

4

スネの真ん中あたりまでほぐしたら、
また膝の方に戻る

5

終わったら反対の足も

**POINT**
痛いところがあったら
とくに入念にほぐそう！

# 05 足裏クロスポイント

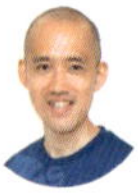

足が疲れやすい　むくむ　バランスが悪い
そんな人は足裏のインナーマッスルの働きが落ちている可能性がある。ここが働けば足首は安定しスムーズに動かすことができるため、上記3つの症状にとても効果的。
指を除いた足裏の真ん中に指、もしくはボールを当ててグーパーを10回繰り返していきましょう！

地道にやっていたら、足の裏の突っ張りが取れてきた！

長時間立っていても足が痛くなりにくくなりました

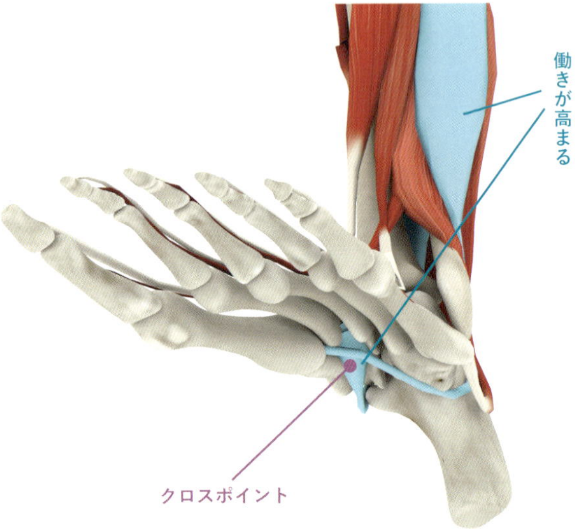

1
座って、足を組む

2
足の指を除いた、
足裏の真ん中に両手の親指を当て、
指圧する

3
そこを指圧したまま、
足指をグーパー 10 回

4
終わったら反対の足も

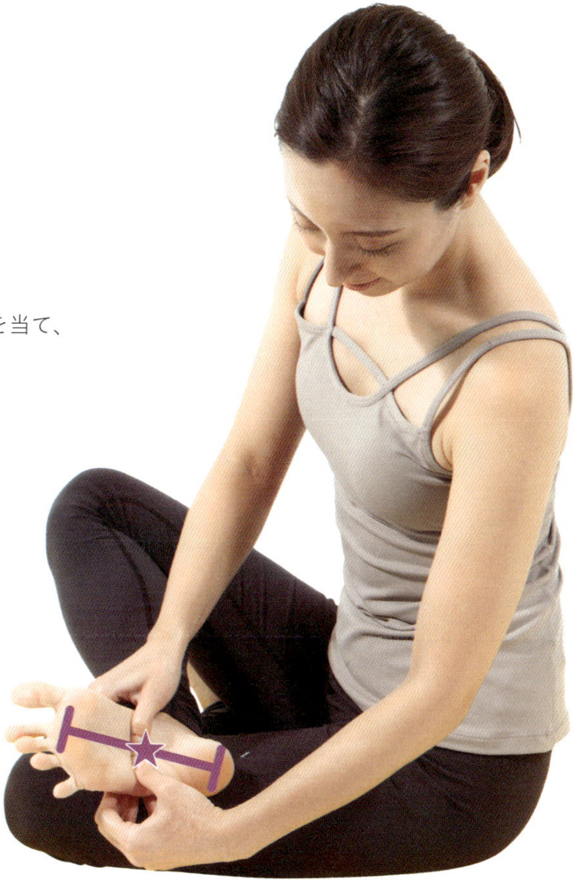

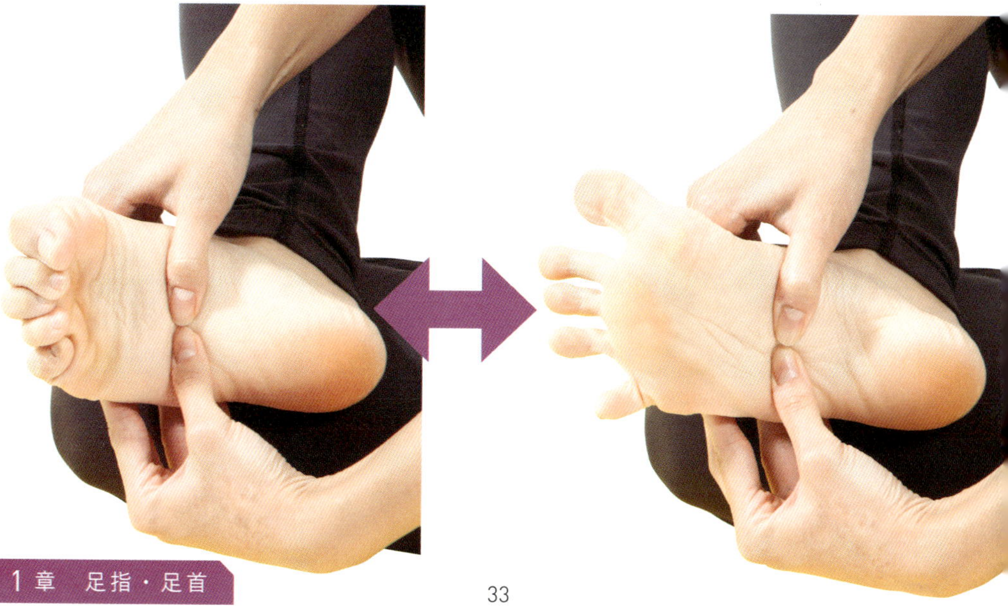

# 06 アキレス腱 クロスポイント

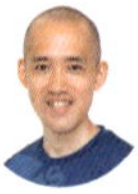

フクラハギがむくんでる　疲れてる　張ってる
そんな人は内くるぶしから指４本分上あたりのフクラハギを指圧して、足首をグルグル回しましょう。
これをやるだけでフクラハギがゆるんで楽になりますよ。
夜寝る前。ベッドの上やお風呂の中でもできるので、１日の疲れを取るために今日からやってみてください！

夜も眠れないくらいのむくみがスッキリした！

手で揉むのではなく、足を動かすというのは驚きです

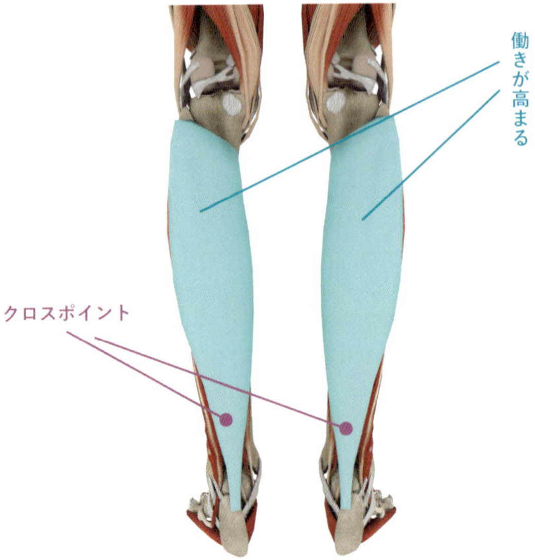

1
座って、足を組む

2
内くるぶしの指4本分上、
アキレス腱の真ん中あたりを
手の指で指圧していく

3
指圧したまま、
足首から先をグルグル回す。
内回し5回、外回し5回

4
終わったら反対の足も

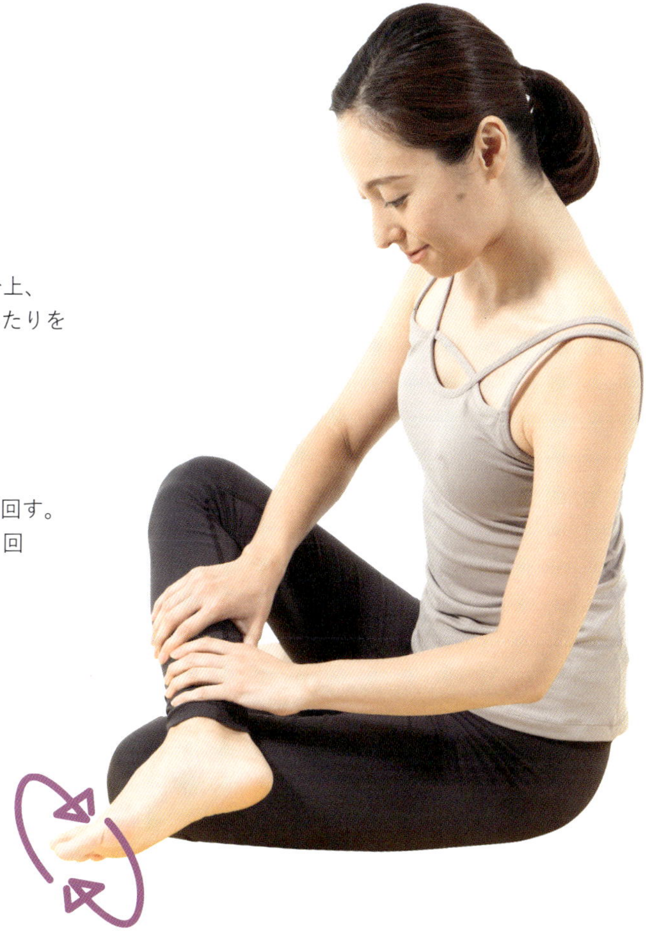

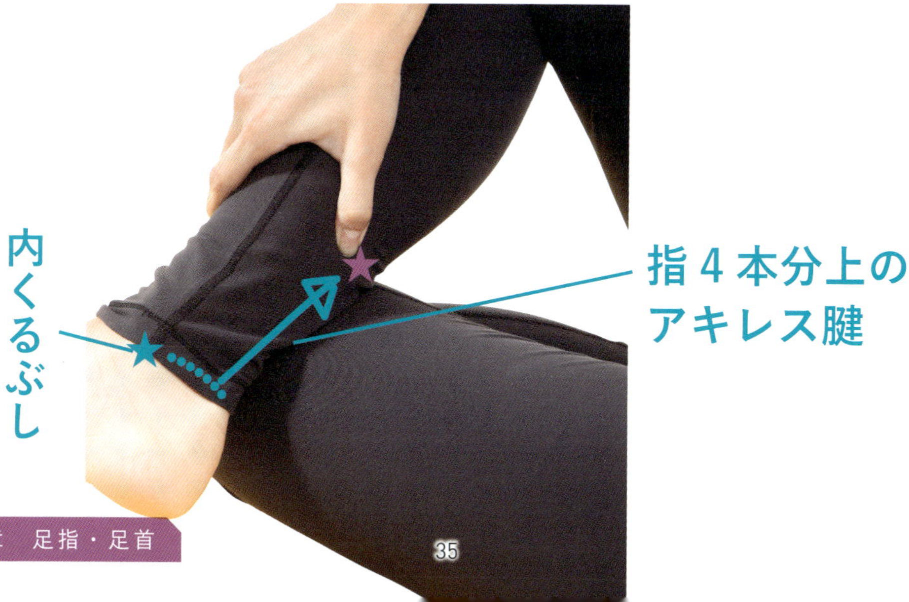

# 07 アキレス腱ストレッチ

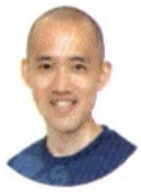

足の疲れ、むくみを解消するためやるアキレス腱のストレッチだが、これをやるときに足裏の真ん中を意識して床に押しつけるとより伸び感が増す。
というのも、足裏の真ん中にはインナーマッスルがあり、これを意識した状態でストレッチを行うとアウターマッスルがゆるんだ状態で伸ばせるから。
こういった一工夫が重要！

意識するところを変えるだけでこうも効き目が違うとは……

ランニング前には必ずやるようにしてます！

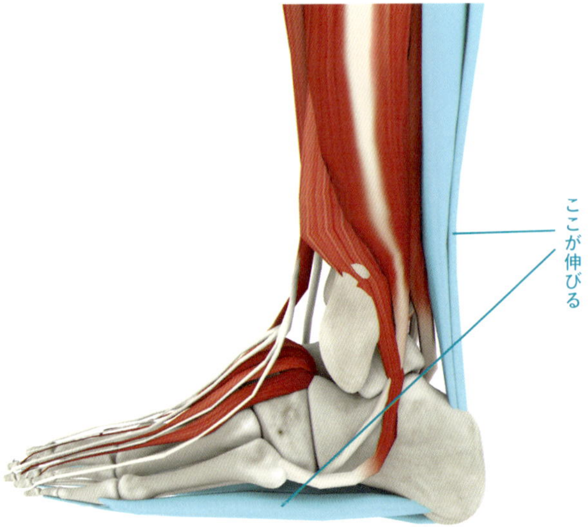

1
足を前後に開く

2
後ろ足が外を向かないように、真正面に向ける

3
息を吸って、吐きながら腰を前方に落としていき、後ろ足を伸ばしていく

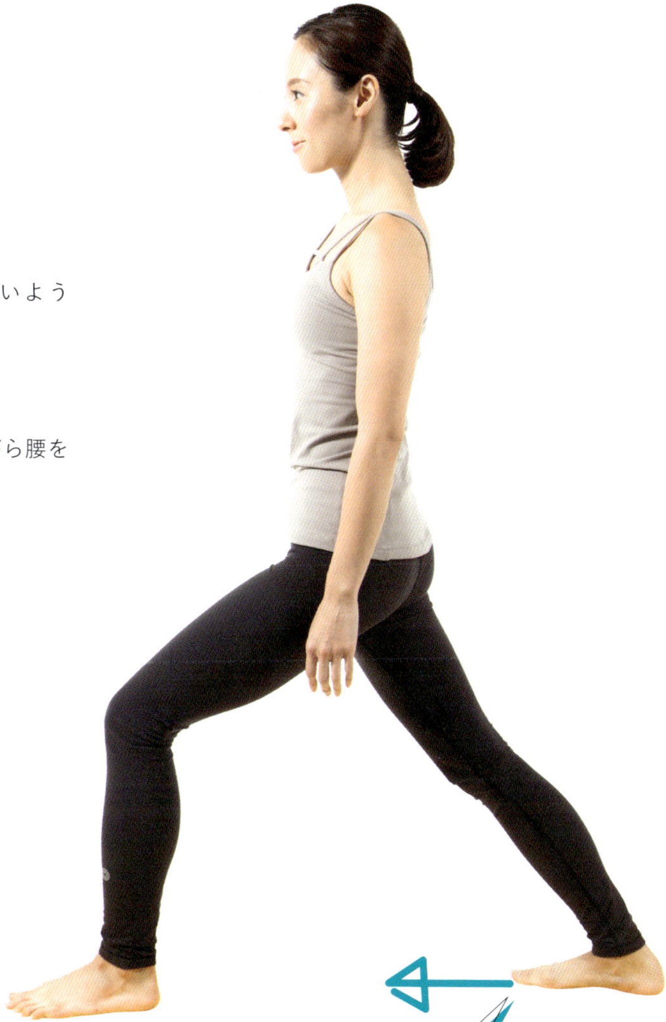

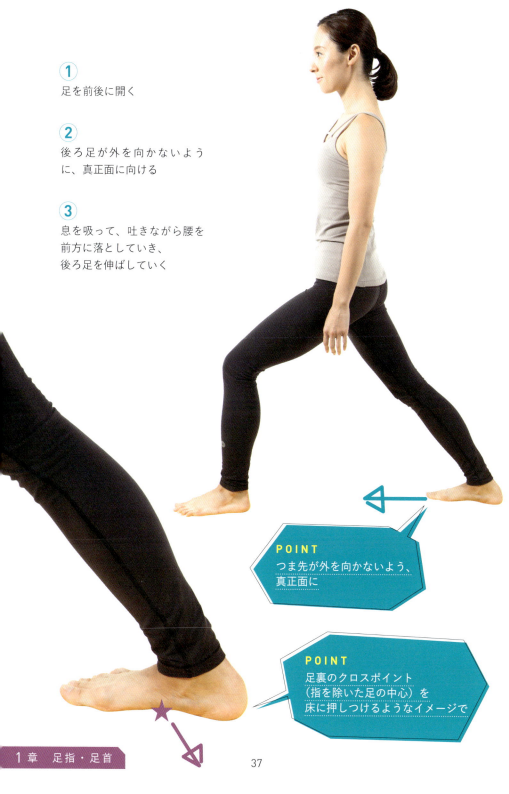

**POINT**
つま先が外を向かないよう、真正面に

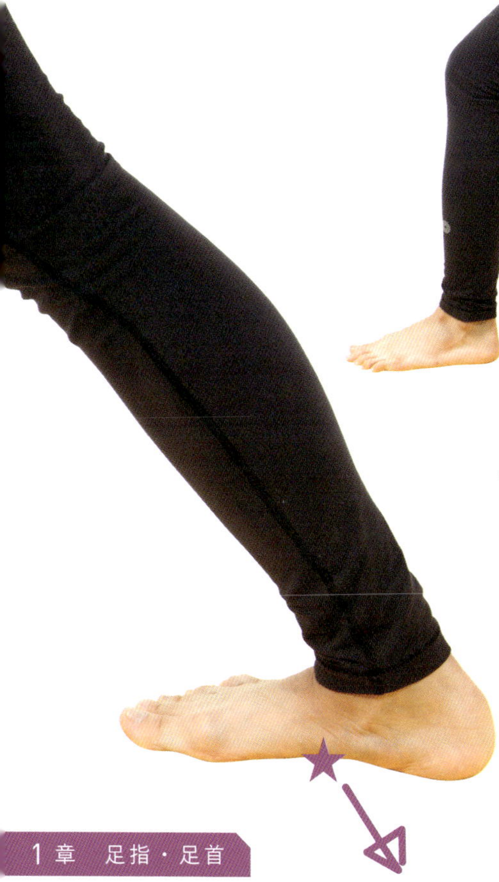

**POINT**
足裏のクロスポイント（指を除いた足の中心）を床に押しつけるようなイメージで

COLUMN

# 美脚を目指すなら「骨」で立とう

私はパーソナルトレーナーなので、ボディーメイクについてもよく相談をされます。その中で特に多いのは「どうやったら脚を細くすることができるか」。特に女性は、脚を出す夏の時期が一番脚の太さが気になりますよね。

脚が太くなってしまう原因は太ももや、フクラハギに余計な力が入り、筋肉が肥大してしまっていることが考えられます。そのため、脚を細くするにはこれらの筋肉に負担をかけないようにすることが必要です。

そのためにはやはり骨で立つことが必要になります。冒頭でも紹介したとおり、内くるぶしの下あたりで乗れると体重を骨で支えることができ、効率よく筋肉を使うことができるようになります。その結果、筋肥大を抑えて脚を細くできます。おまけに血液やリンパの流れも良くなるため、全身に良い影響を与えることができます。

骨で立つには、やはり足のアーチを復活させることが重要になります。

美脚のためにも、足裏のクロスポイントを刺激して、インナーマッスルの動きを取り戻しましょう。

# 2章

# 10秒で膝痛知らず！膝ストレッチ

# 膝の捻れを解消して膝痛をなくそう

## ◆膝を伸ばし切って立ってはいけない！

「いい姿勢で立ってください」と言われたとき、どんな姿勢を思い浮かべますか？
気をつけの姿勢で足もビシッと伸ばして、胸を張る。これが世間一般のイメージだと思いますが、身体にとってのいい姿勢ではありません。これでは膝を痛めてしまうのです。

膝が伸び切っているということは、太ももの前側の筋肉に力が入っている状態だということです。この巨大な筋肉は全身の筋肉の中でもトップレベルで力が入りやすく、とても力みやすい筋肉なので、その力みの影響で膝関節を痛める人がとても多いです。そして、大腿四頭筋は膝以外の関節とも繋がりがあるため、その関節の動きも悪くし、痛める可能性を高くしてしまいます。

また、膝を伸び切って立つ姿勢を取ると重心が前の方に移動してしまって、フクラハギや足裏にも力を込めなければなりません。立ち仕事をしているのであれば、疲れやすくなってしまうでしょう。

だからこそ、関節を痛めない身体を作るには、〝膝の力を抜く〟というのは、かなり重要なポイントです。そしてそのために必要なのが、膝裏や内ももの筋肉なのです。

## ◆膝から先の捻れを解消する

立ったり座ったりと、膝を動かすと膝からポキポキ音が鳴る事があります。実は、膝から鳴る音の原因は、現代の医学でも完全に解明されておらず、様々な説が唱えられていますが、その中の1つが膝の歪みです。

一般的に膝は曲げ伸ばししかできないと思われていますが、実は「スネを捻る」動きもします。膝を曲げるときにはスネが内側に捻れて、伸ばすときにスネが外側に捻れます。

しかし、膝を痛めやすい人ほどこの捻る動きができておらず、特に外側に捻れたままの状態にある人が多くいます。だいたいお皿を基準にスネが親指1本分くらい外にズレていると、捻れが強いと考えてよいと思います。

そこでスネを内側に捻るために活性化したい筋肉が2つあります。

ひとつは膝裏の筋肉。もうひとつは裏ももの内側の筋肉になります。

これらの筋肉を意識的に使えるようになると、スネの捻れが解消されて膝痛が軽減します。

本章の膝ストレッチを通して、膝裏や内もも、裏ももに刺激を与えて、スムーズに膝が動くようにしましょう。

# 01 膝横ほぐし

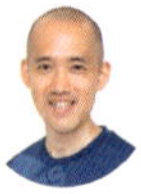

膝や股関節からポキポキ音が鳴る　動きが悪い　痛い
という人は太ももの外側が固まっている。
この筋肉は膝と股関節の動きに関係していて、固まるとこれらの関節の動きを悪くする。
膝の外側にくぼみがあるので、そこから股関節にかけてを入念にほぐしていこう！　それだけで動きが軽くなる。

整形外科で治らなかった膝裏の痛みが、3日で治りました！

静かなところで膝がパキッと鳴って恥ずかしい思いをしなくて済む

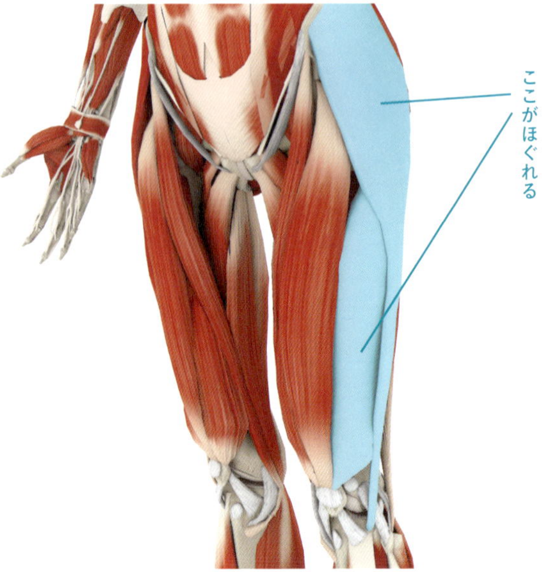

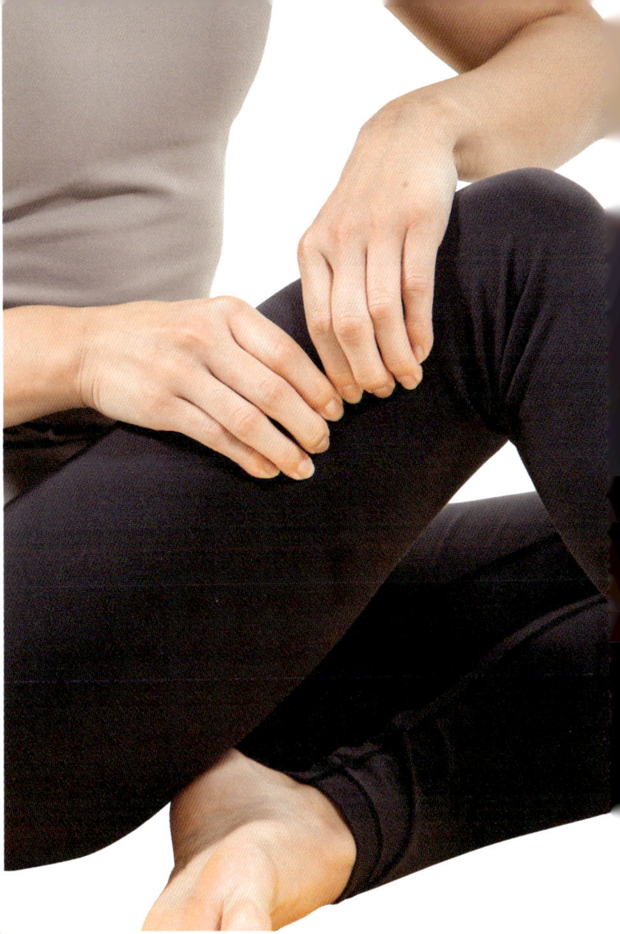

**1**

膝を立てて、
膝横のくぼむところに
指を当ててグリグリする

**2**

そこからそのままお尻の
外側の方に向けて、
このラインをほぐしていく

**3**

ゴリゴリして痛いところが
あれば入念にほぐしていく

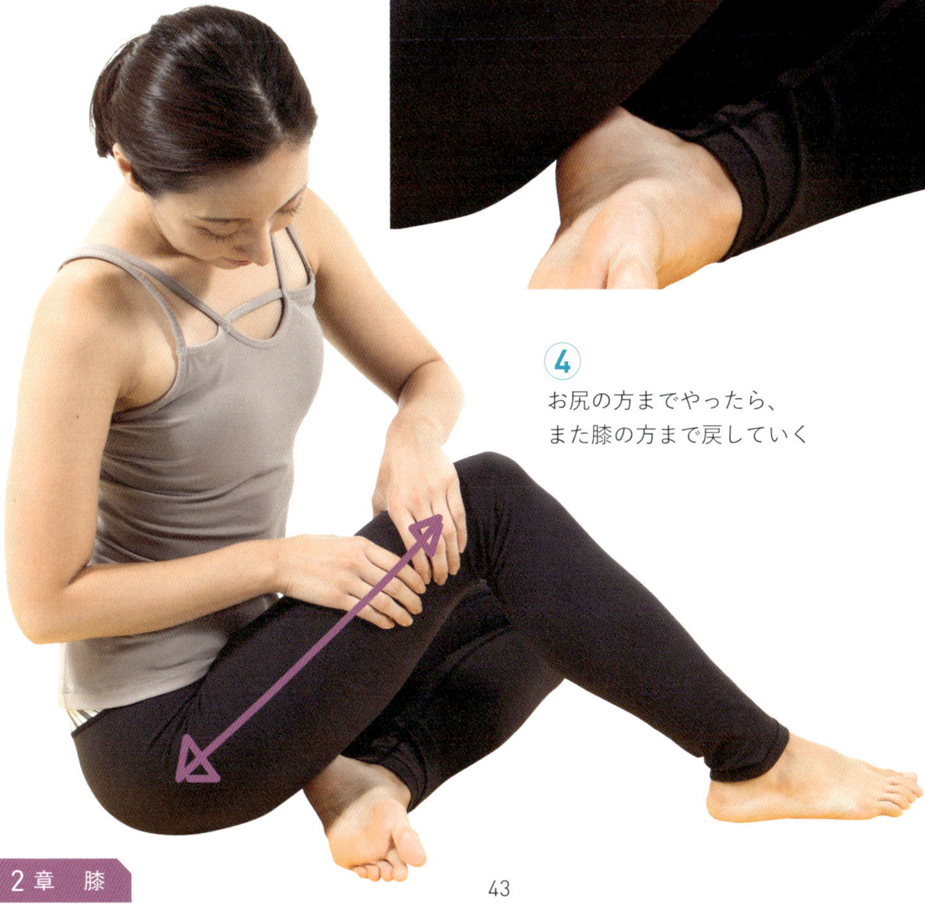

**4**

お尻の方までやったら、
また膝の方まで戻していく

# 02 膝裏ほぐし

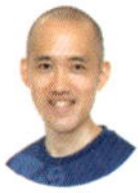

膝を痛めやすい人は膝を伸ばしすぎてる傾向にある。これだと脚が棒のようになり、膝にもろに負担がかかるんだよね。一番良いのは軽く曲がって、少し遊びがあるくらいの状態。
そしてこの膝に遊びがある状態を作るのが膝裏の筋肉。
この筋肉を使えるようにするには、普段から膝裏を柔らかくし、刺激を入れることが必要。
このワークが膝裏を使えるようにするので、膝が痛い人はやってくださいねー！

左の膝裏、確かに触ってみると固くなってた……

どうして私の痛いところが手に取るようにわかるの？

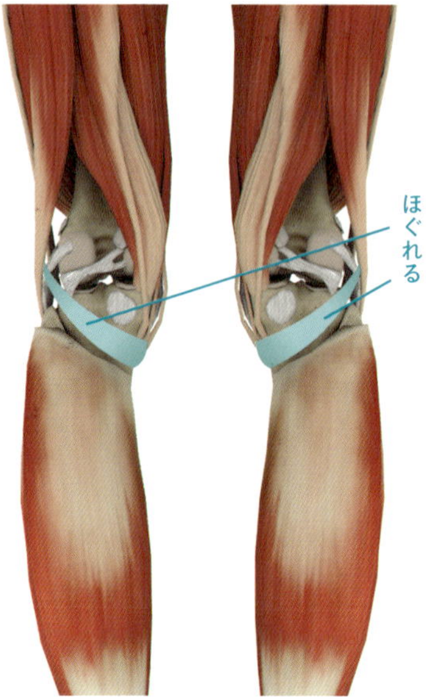

1

座って膝を立てる

2

膝のお皿のちょうど
真裏くらいにくぼみがあるので
そこに両手の親指を
当ててグリグリする

3

その周辺をほぐしていく。
上の方から下の方まで

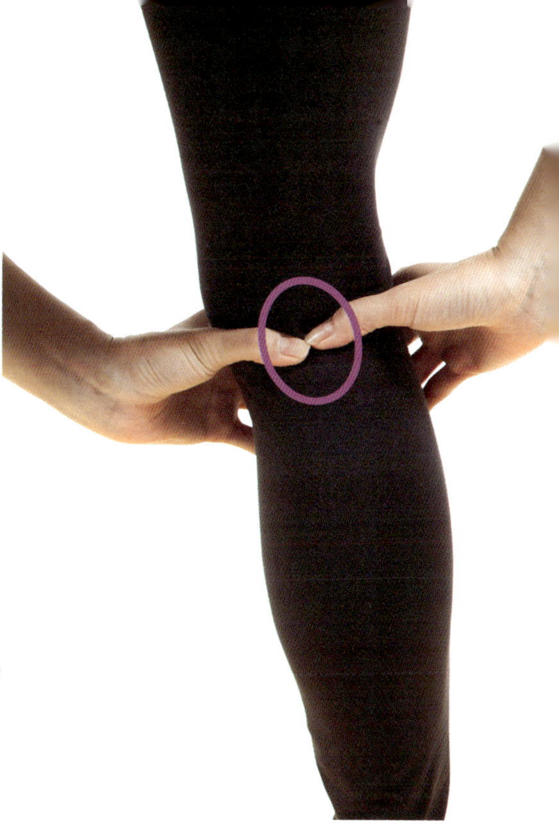

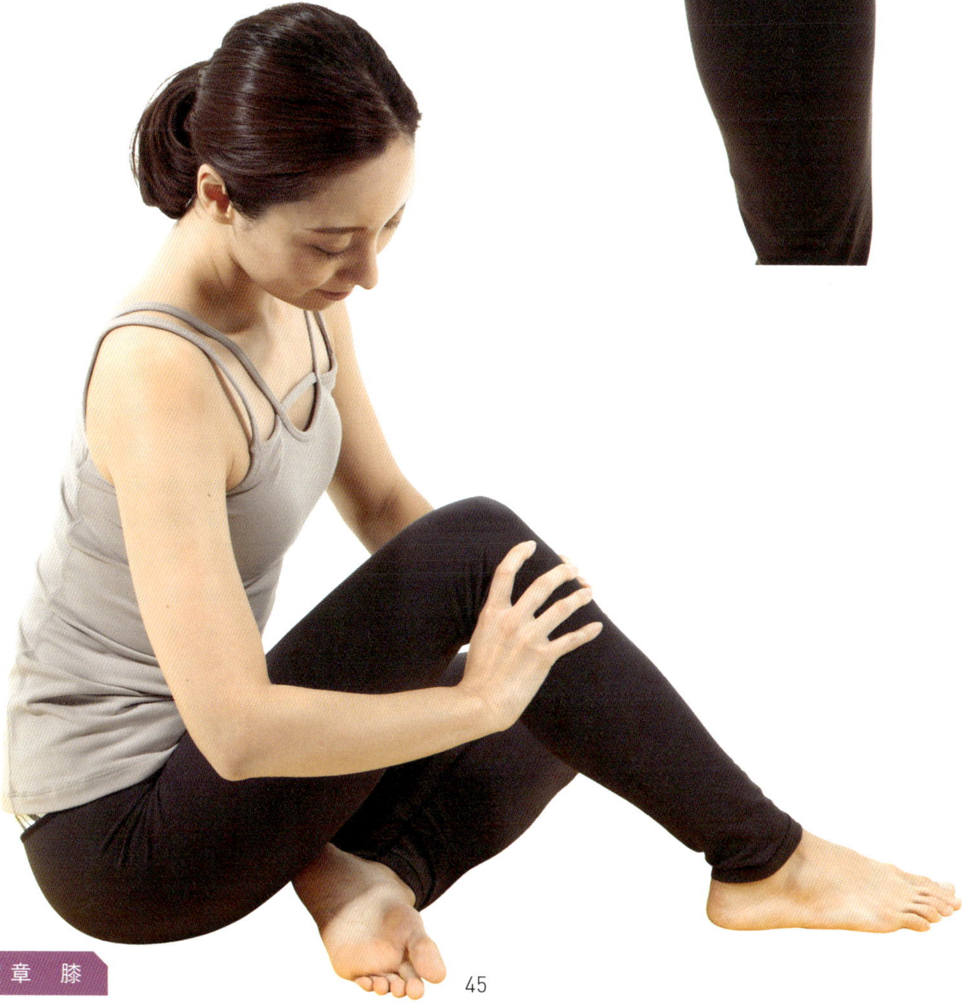

# 03 内ももほぐし

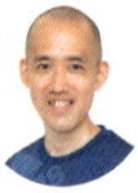

膝・腰が痛い人は内ももが固まっていることがある。
内ももの筋肉は膝と直接繋がってるし、体幹のインナーマッスルを介して腰とも繋がっている。
そのためここが固まると膝・腰に負担をかける。
内ももはほぐしづらいが、座った状態で肘を使えばほぐせるので、膝から股関節まで満遍なくほぐしましょう！

めっちゃ痛い！ でもほぐれてくると腰が楽になったー

肘を使うから力がなくても簡単にできる！

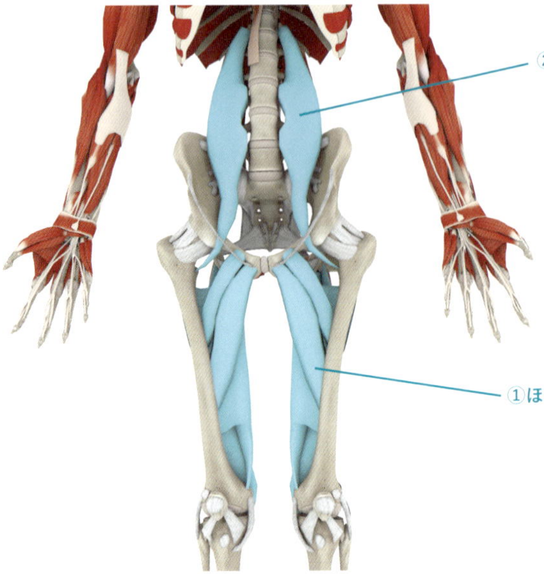

1

片方の足を寝かせて座り、
その太ももの内側に肘を当てる

2

反対側の手を添えて
グリグリとほぐしていく

3

膝の方から股関節の方まで
満遍なくほぐしていく

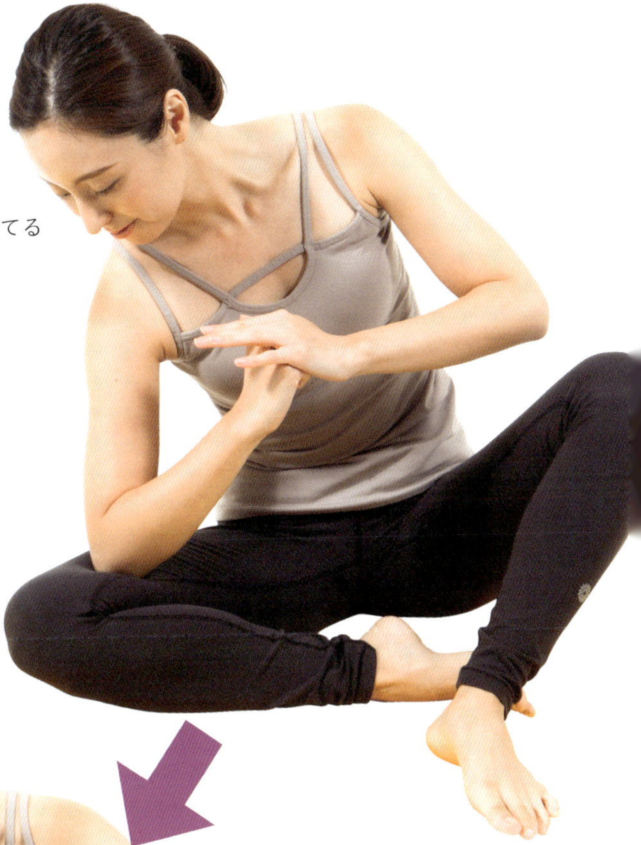

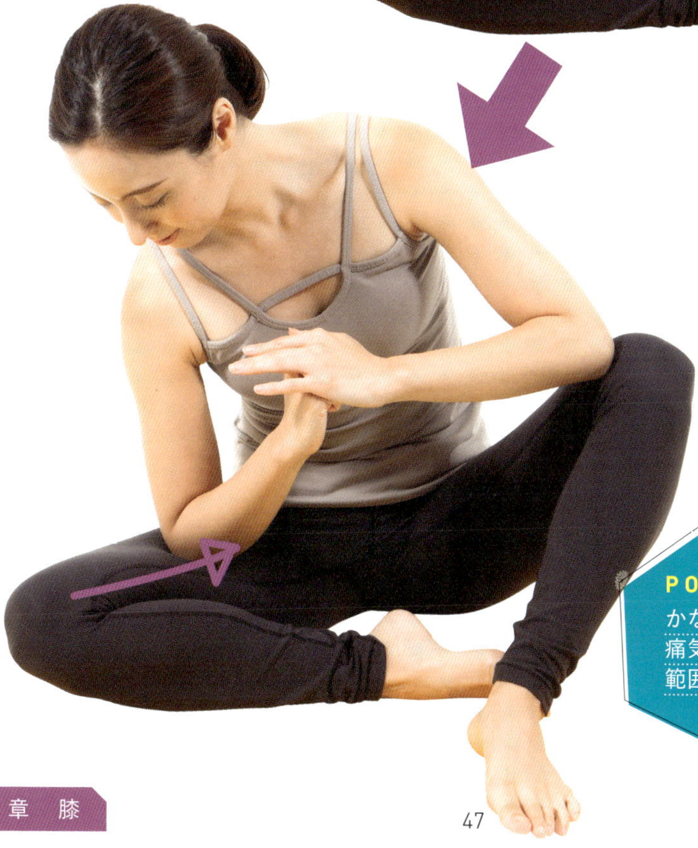

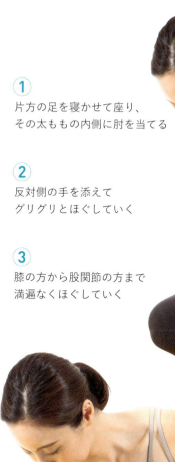

**POINT**

かなり刺激が強いので、
痛気持ちいいくらいの
範囲内で行う

# 04 膝裏クロスポイント

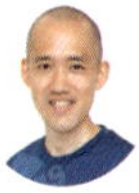

腰痛や膝痛の原因になるのが膝の固さ。
膝の筋肉は太ももの外側・お尻を介して腰と繋がってるため、膝の筋肉が固まると膝・腰と両方とも悪くなりやすい。
これを解決するには、膝の動きを柔らかくし体幹とも繋がってる膝裏の筋肉に刺激を入れること。
これだけで膝・腰が楽になる。

左の膝裏を伸ばすと痛みが出ていたので実践してみます～！

最近朝起きるときダルかったから、寝る前にやってみようかなあ

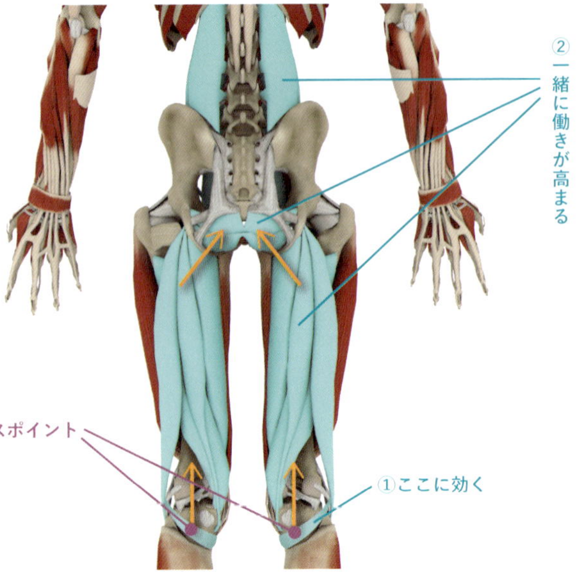

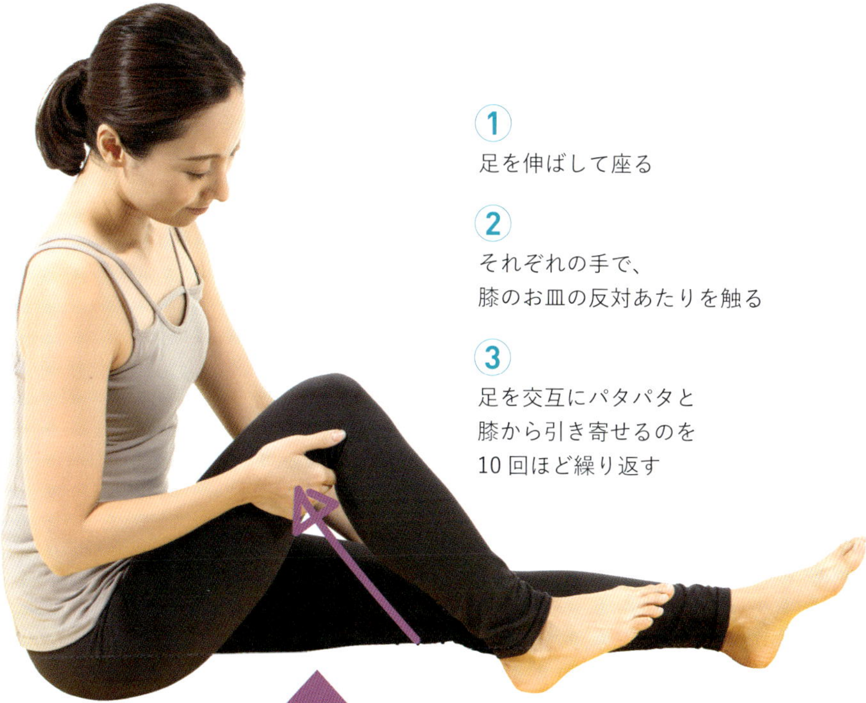

1
足を伸ばして座る

2
それぞれの手で、
膝のお皿の反対あたりを触る

3
足を交互にパタパタと
膝から引き寄せるのを
10回ほど繰り返す

10回ほど

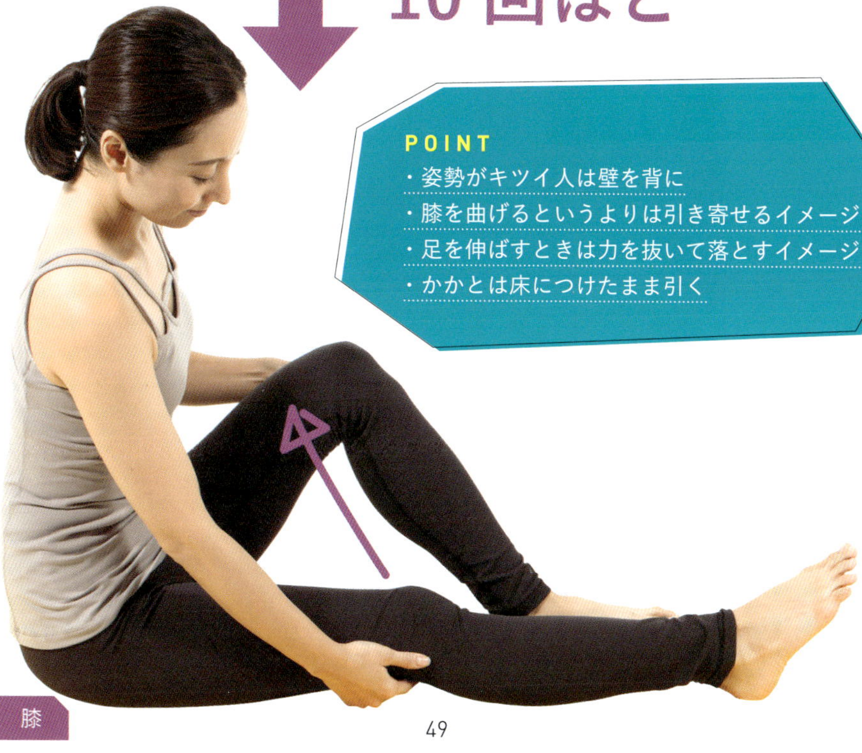

**POINT**

- 姿勢がキツイ人は壁を背に
- 膝を曲げるというよりは引き寄せるイメージ
- 足を伸ばすときは力を抜いて落とすイメージ
- かかとは床につけたまま引く

# 05 膝裏上 クロスポイント

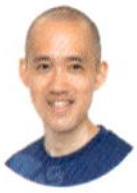

朝起きたときに腰が痛い　足が重い
という人は裏ももを刺激しましょう。
足を伸ばして座り、膝裏から指４本分上を持って、足をパタパタと曲げ伸ばしする。
裏ももは腰・フクラハギと繋がってるため、ここを刺激するだけで足腰がスッキリします。

これを続けていたら反り腰がマシになってきたような気がします！

関節の後ろに指が入っていかない……。しばらく続けよう

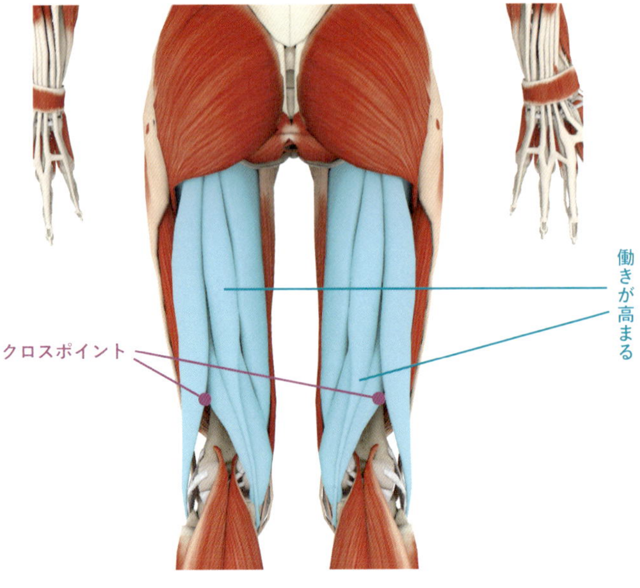

1
足を伸ばして座る

2
それぞれの手で、
膝のお皿の反対側から
指 4 本分上あたりを触る

3
足を交互にパタパタと
膝から引き寄せるのを
10 回ほど繰り返す

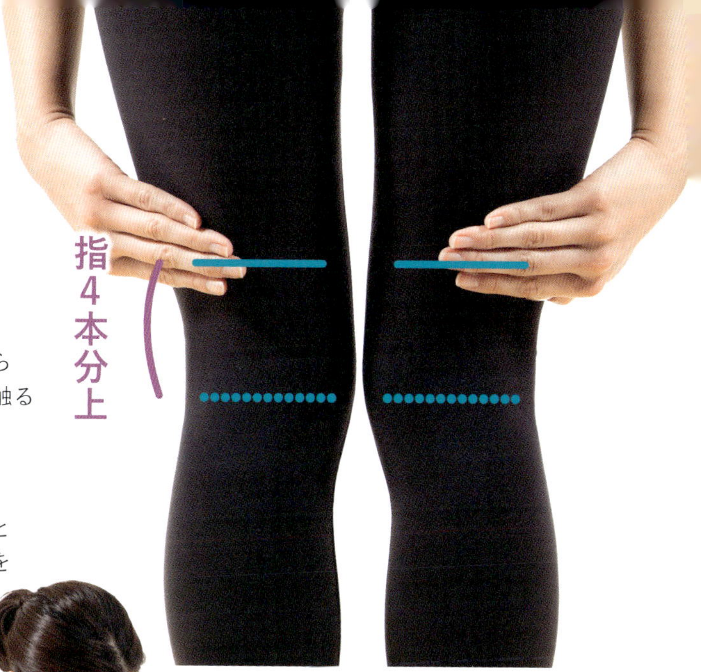


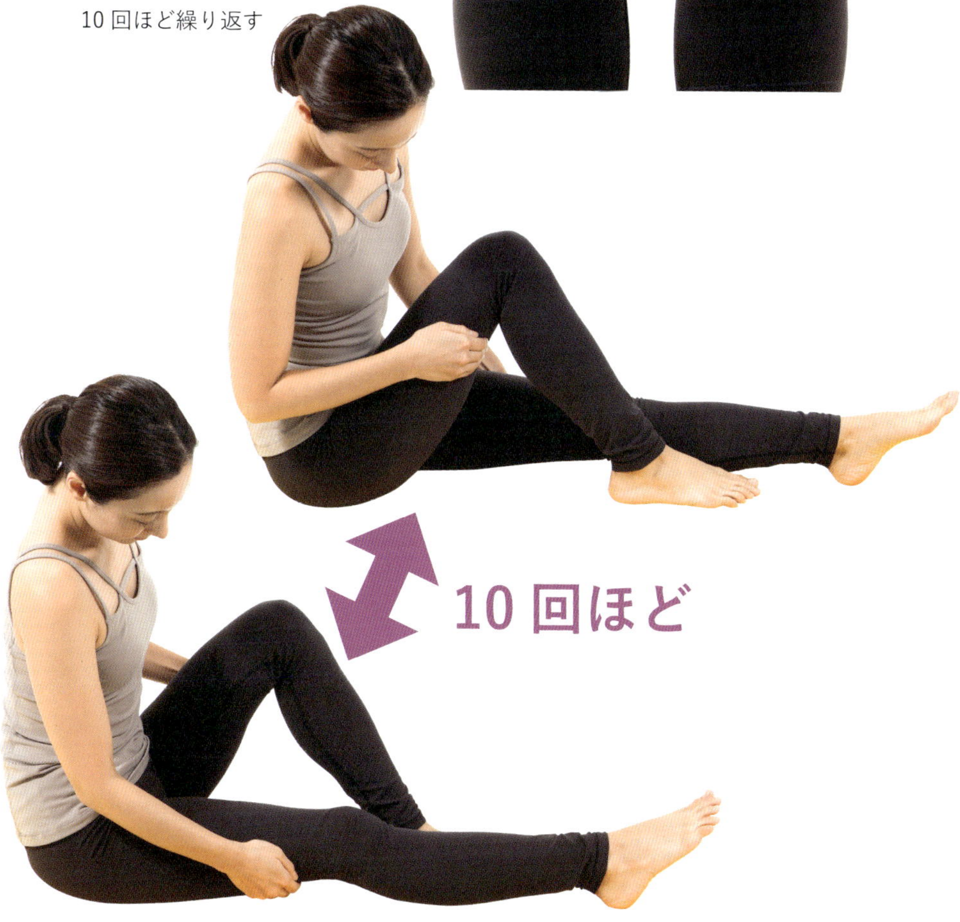

# 06 太ももストレッチ

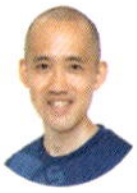

膝に痛みがあったり、動きが悪い人は太ももが固い。
そのため太ももをストレッチすると良いのだが、その前に膝裏をさすると、膝のインナーマッスルが働き膝の動きがスムーズになるため、ストレッチの効果がさらに高まる。
3段階の太もものストレッチを載せたので柔軟性に合わせて変えていきましょう！

整体にいくか悩んでたところだったので物凄くありがたい！

膝が痛いほうの太ももが、やっぱり固かった

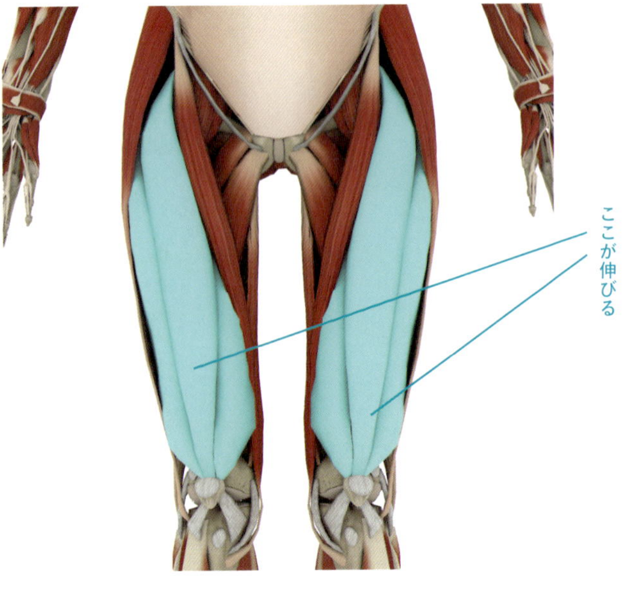

**1**
足を伸ばし、
両足を揃えて座る

**2**
膝裏を触りながら
片足を後ろに曲げていく

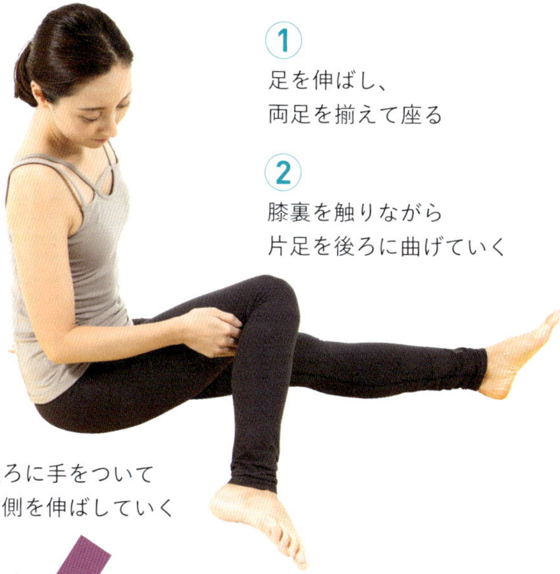

**3**
そのまま後ろに手をついて
太ももの前側を伸ばしていく

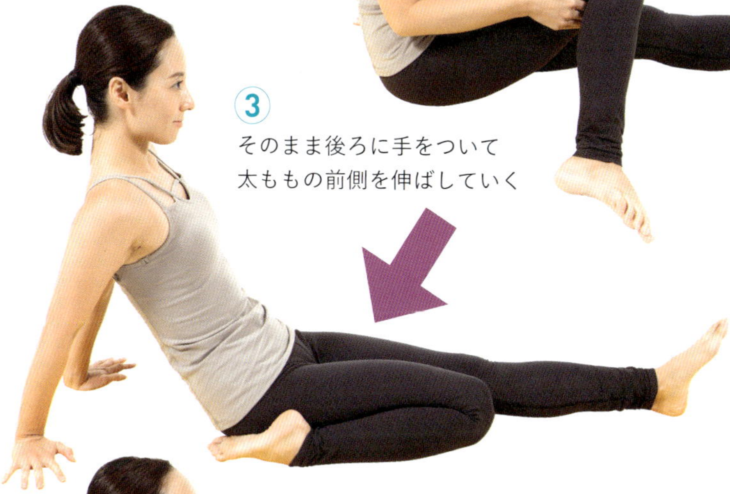

**4**
余裕がある人は肘をついてもっと伸ばす

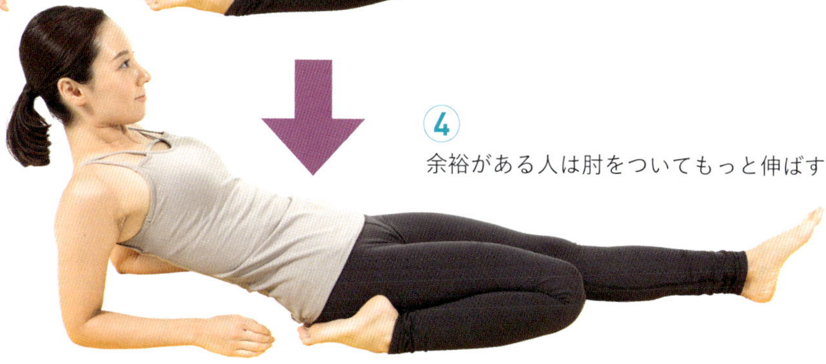

**5**
さらに余裕がある人は
完全に寝転がって伸ばす

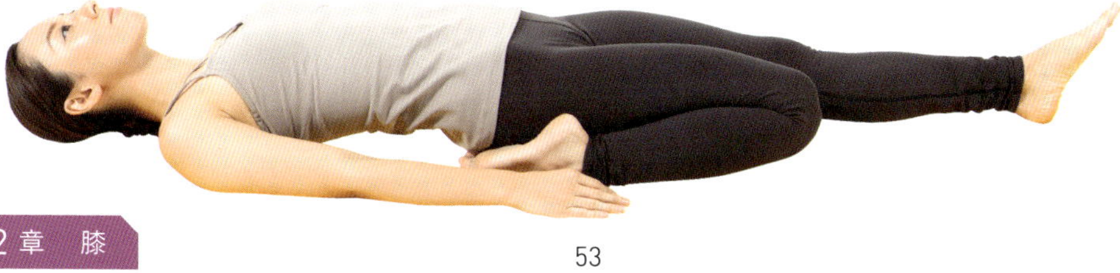

COLUMN

## 歩くときにかかと着地は意識してはいけない

「なんか最近膝が痛いんだよねー……」。いつも元気なクライアントに、珍しくこんな相談をされて話を聞いてみると、最近、運動のために一生懸命に歩いていたようで、どうやらかかとから足をつく意識をしていたみたいなんですよね。聞いた瞬間、「原因はそれだ！」と思いました。

実際、歩き方のレッスンに行くと、かかと着地をおすすめされることがあります。確かに人は普通に歩くとかかとから先に着地します。しかし、だからといってそれをわざわざ意識してしまうと、余計な力を込めて歩くことになってしまいます。

より詳しく説明すると、かかとから着地しようと意識してしまうことで、つま先を上にあげるように力が入ります。結果、スネの筋肉が使われて固まり、繋がりのある太ももの前側の筋肉も一緒に固まります。すると膝が伸び切った状態で着地することになり、膝に衝撃が直に伝わってしまうのです。

このスネと太ももの前側の筋肉とは対照的な働きをする、裏もも・膝裏・スネのインナーマッスルをきちんと機能させることで、自然に歩くことができるので、ウォーキングを頑張りたい方は、1・2章のストレッチを習慣的にやってみましょう。

3章

# 10秒で腰痛知らず！
# 股関節・腰ストレッチ

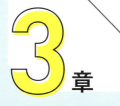

# なぜ姿勢は崩れてしまうのか？

## ◆姿勢が崩れると骨盤が歪み、骨盤が歪むと体調も崩れる……

骨盤の歪みは、姿勢や動きの癖など、日常での動きが大きく関係しています。

そして骨盤が歪むと、

・太りやすくなる
・肩コリ、腰痛を引き起こす
・むくみや冷えを引き起こす
・女性であれば生理不順になる

など身体に悪影響を与えるので、なるべく骨盤が歪まないように、普段から整える必要があります。

骨盤が歪む原因は人それぞれです。ですが、そんな中でも共通する部分があります。

それはお腹の筋肉（腹直筋）が固まっているということです。

お腹の筋肉は肋骨から恥骨に付着していて、身体の表面上にあるため使いやすい筋肉なんですが、使いすぎるあまり固まりやすい筋肉でもあります。

このお腹の筋肉は様々な筋肉と繋がりがありますが、その中のひとつが体幹のインナーマッスルの「骨盤底筋群」との繋がりです。これは字のとおり、骨盤の底にある筋肉です。よって、お腹の筋肉が固まると、それとつながる骨盤の筋肉も固まってしまいます。

## ◆お腹の筋肉が固まってしまうわけ

そもそも、なぜお腹の筋肉は固まってしまうのでしょうか。

お腹の筋肉が固まる、というとあまりイメージが湧かない方が多いのではないでしょうか？　肩コリや背中の張りほど、お腹のコリは意識されませんが、実はここが固まっている人は非常に多いのです。

それは、どの姿勢の崩れ方をしても、腹直筋に力が入ってしまうからです。

姿勢の崩れ方は大きく分けると2つあります。

猫背と反り腰です。

この2つの姿勢は、一見真逆に感じるので、固まる筋肉も全然違うと思われがちですが、違うのは見た目だけで、固まっている筋肉はほぼ同じ。そして、その中にお腹の筋肉が含まれています。
だからこそ、骨盤の歪みを調整するには、日頃からお腹の筋肉をゆるめておくことが必要です。
しかし、ただゆるめるだけだと、姿勢や動きの癖でまたすぐに固まってしまうので、今度は固まらないようにキープする必要があります。
その方法とは、やはり「体幹」にあるいくつかのインナーマッスルを機能させることです。
本書では「みぞおち」と「股関節」のクロスポイントを通じて、これらのインナーマッスルを刺激し、使えるようにしていきます。

## ◆座り仕事でも、お腹がゆるまると疲れにくくなる！

座り仕事をしていると背中を丸めるため、どうしても猫背になります。
そしてほとんどの方が力の入れ方しか知らないため、その状態で座り仕事をしていると身体にドンドン力が入り、お腹の筋肉が固まってしまうのです。
お腹の筋肉は胸を介して首・肩、脇腹を介して腰と繋がっているため、お腹が固くなるとその固さが首・肩・腰に伝わるため、これらの関節に痛みが出てしまいます。
そして今度は猫背になるのを避けて胸を張ると、今度は背中の筋肉が固まってしまいます。

すると呼吸が浅くなり、疲れやすくなってしまいます。
「上半身を丸めてもダメ、張ってもダメ、いったいどうすればいいの？」と思われるかもしれません。しかし、座り姿勢にはちゃんとコツがあります。
それは、次の３点です。

・股関節に乗り
・みぞおちの力を抜いて
・脇を使って肩を下げる（４章で紹介）

こうすることで、姿勢を維持するのに変な力を入れることなく、リラックスした状態をキープできます。
まずはこの３章で紹介する、みぞおちと股関節のゆるめ方を実践して、その部分を意識することから始めましょう！

# 01 脇腹ほぐし

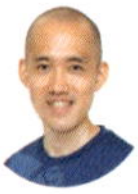

腰痛の人は意外と脇腹が固い。そしてその固さが腰にさらなる負担をかける。
そのため腰と脇腹の境目に親指を突っ込んでほぐすと、腰痛を緩和することができる。
立ちっぱなし、座りっぱなし、歩きっぱなしで疲れると特に固まるので、合間にほぐしていきましょう！

揉んでみたら固すぎ！ これが腰痛が治らなかった理由か……

プニプニな脇腹の奥のほうにガチガチなポイントがあってビックリ

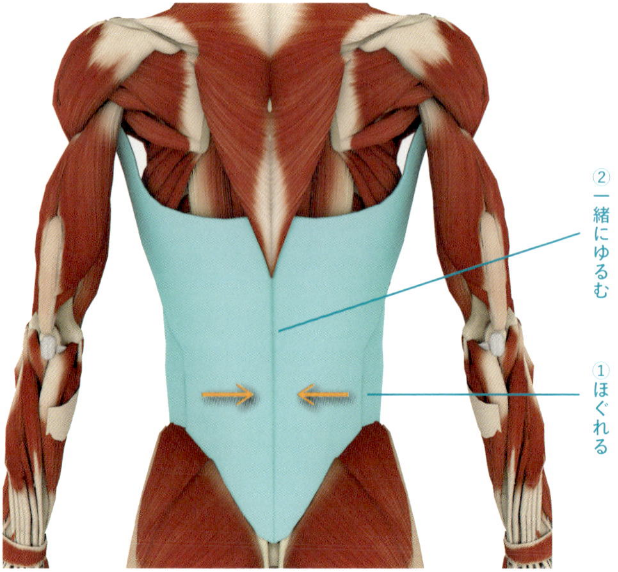

1

ウエストのあたりに手を当てて、
そのあたりをグッとつまんでいく

2

その周辺もほぐしていく

3

痛いところがあったら
揺らしてほぐす

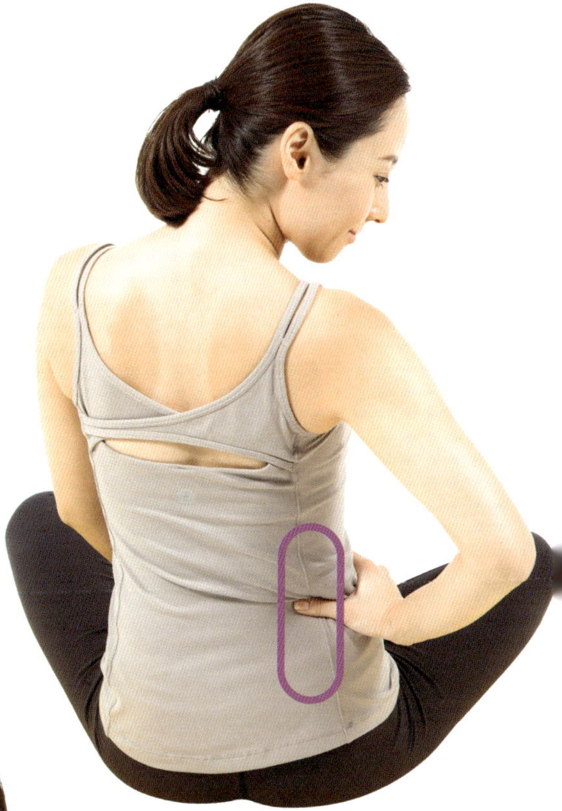

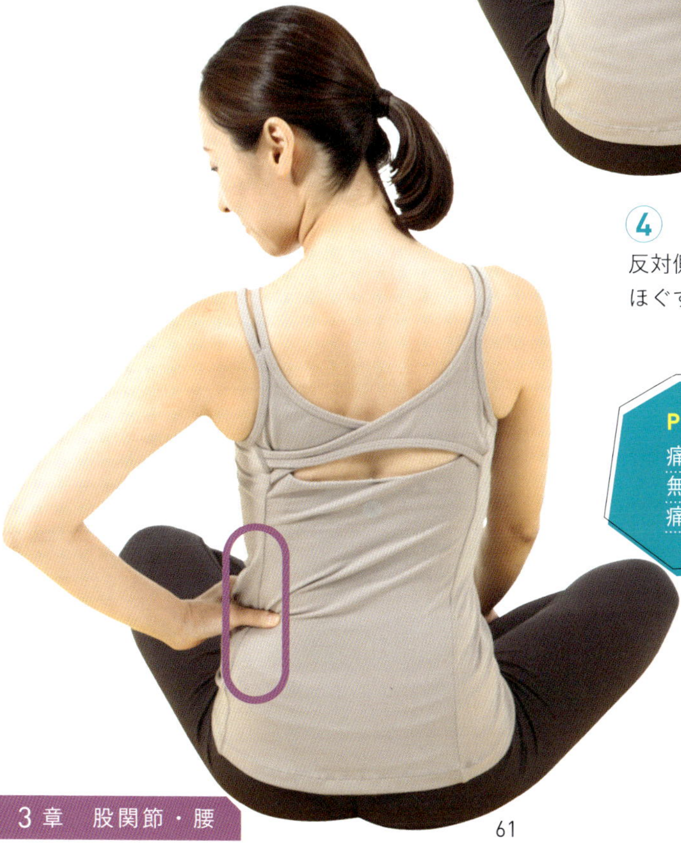

4

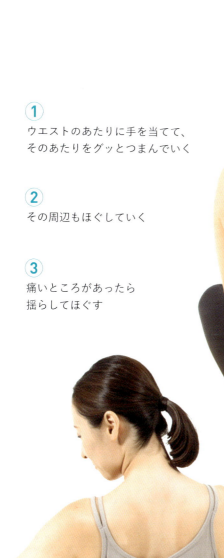

反対側も同じように
ほぐす

**POINT**

痛すぎるところは
無理をしないで
痛気持ちいいくらいで

# 02 みぞおちほぐし

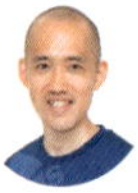

腰痛や背部痛
もしくは痛みはないけど張ってる
だけど時間がなくて治療やマッサージに行けない……
という方は試しにみぞおち（へそから指4本分上）に指を当ててほぐしてみてください。
腹筋は背中や腰と繋がってるので、ここをほぐせば腰や背中をゆるめる事ができます。
仕事の合間とかに是非！

デスクワークが続いたときにやったら「ほぐれた感」があった！

お腹をほぐしたら食欲が戻りました

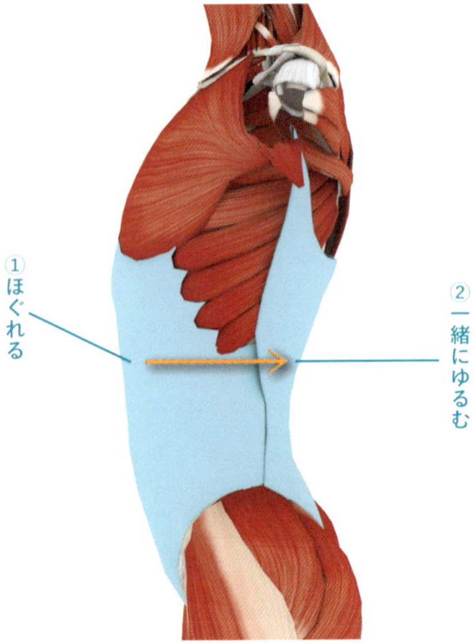

**1**
へそから指４本分上の
みぞおちのあたりに指を当てる

**2**
息を吸って、吐きながら
上体を丸め込む

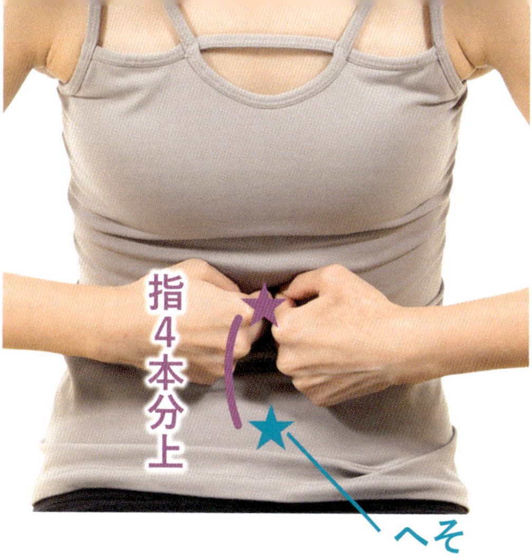


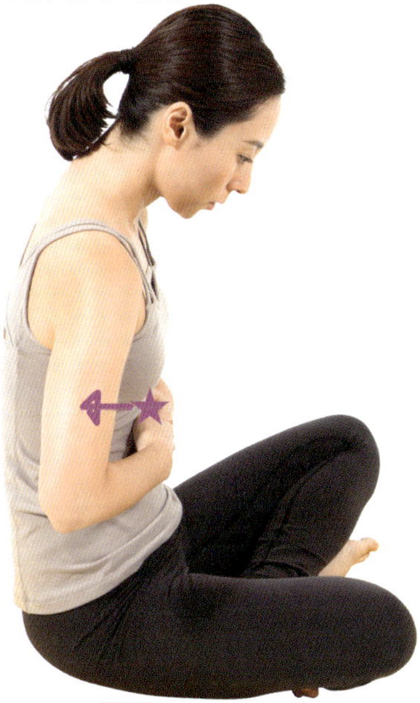

**3**
指を奥の方に押し込んで
グリグリほぐす

**4**
周辺も同じようにほぐしていく

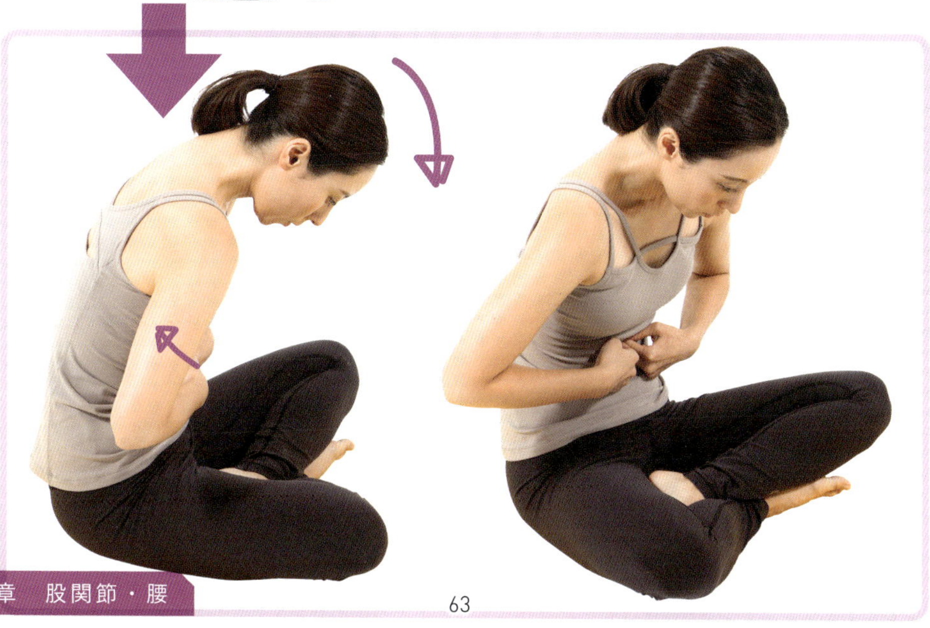

# 03 肋骨の中ほぐし

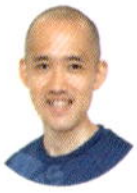

首肩が凝る　呼吸が浅い
これを解決するには肋骨の中をほぐそう。ここにある横隔膜は呼吸に関係するし、肩を下げて首肩コリを解消する脇の筋肉とも繋がりがあるため、柔らかくすると効果的。片方ずつ両手を使って肋骨の中に指を突っ込むとほぐせるが、人によっては痛むので無理はしないように！

「指が入らない！」と思いながらもグリグリした途端に呼吸が楽に

寝てるときやテレビを見ているときにいつもやってます！

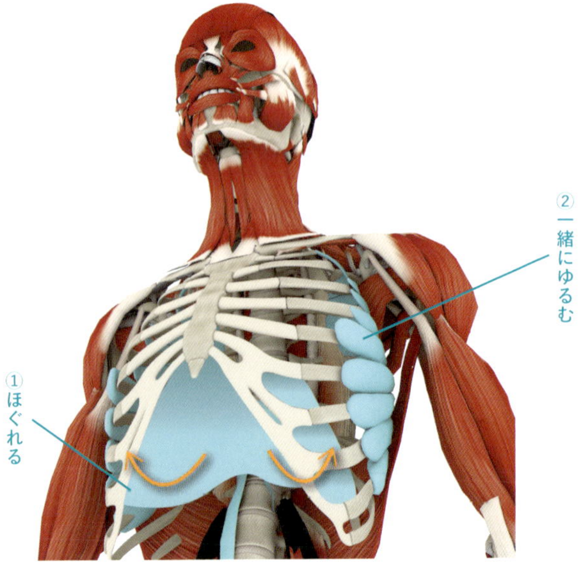

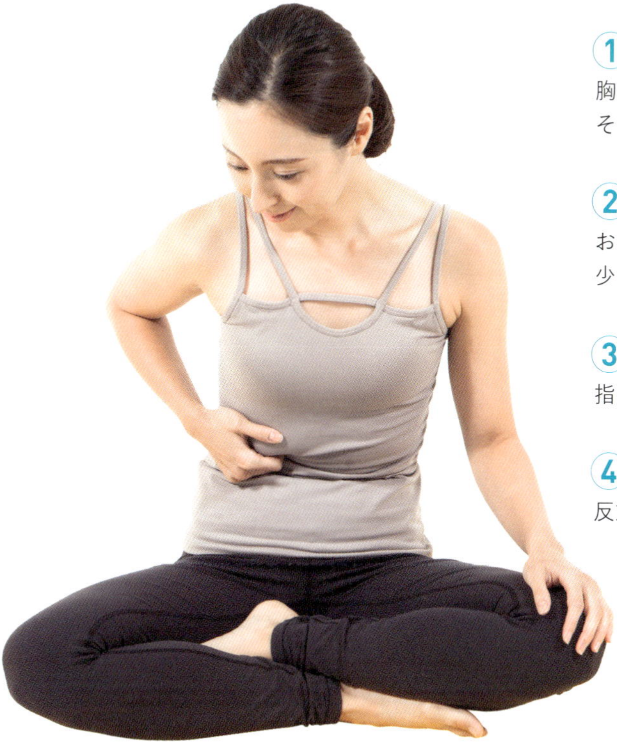

**1**

胸を張ると肋骨が出るので、
そのラインに沿って指を当てていく

**2**

お腹の力を抜いて上体を
少し丸め込む

**3**

指を肋骨の中に押し込んでいく

**4**

反対側もほぐす

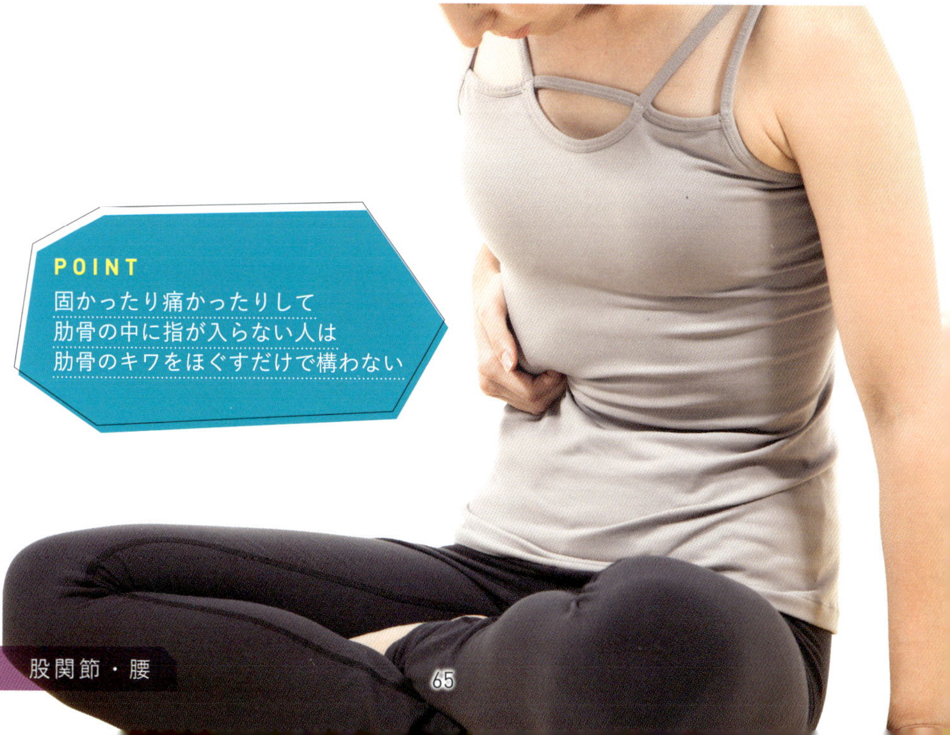

**POINT**

固かったり痛かったりして
肋骨の中に指が入らない人は
肋骨のキワをほぐすだけで構わない

# 04 股関節・お尻のクロスポイント

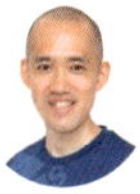

屈むと腰が痛くなる　もしくは屈んで作業していて腰が痛くなった
という人は股関節が使えていないことが多い。
股関節周りには大きな筋肉がある上に、動きの幅も広いので、ここが
使えるだけで腰の負担はグンと下がる。
まずは股関節をさすって、股関節から身体を曲げる練習から！

骨盤を立てる感覚も得られてとても良い！

中腰姿勢で腰を痛め、苦しんでいました。ありがとうございます！

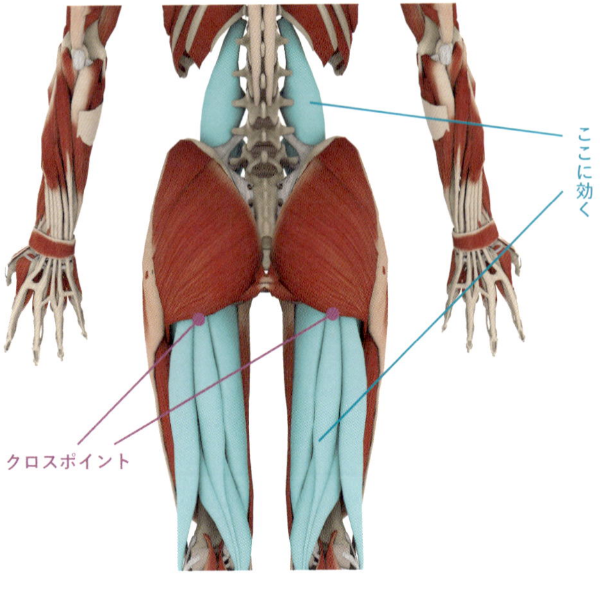

**1**
足を肩幅に開いて力を軽く抜き、
足を真正面に向ける

**2**
股関節の真ん中あたりに
指を当てて、そこを触ったまま
お尻を後ろに引いていく

**3**
裏ももが伸びているのを感じる

**4**
お尻のほっぺの下を触りながら
身体を起こす

**5**
これを10回ほど行う

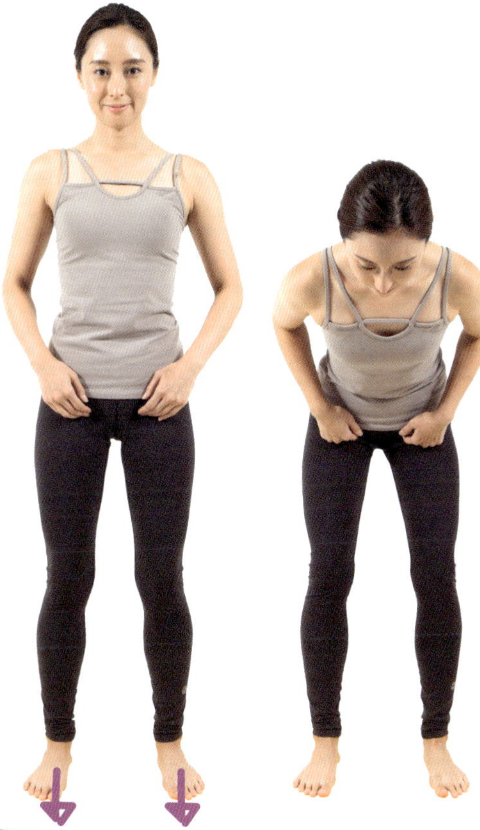

**POINT**
膝が内側に入ったりしないように、
膝はつま先と同じ方向を向けながらやること

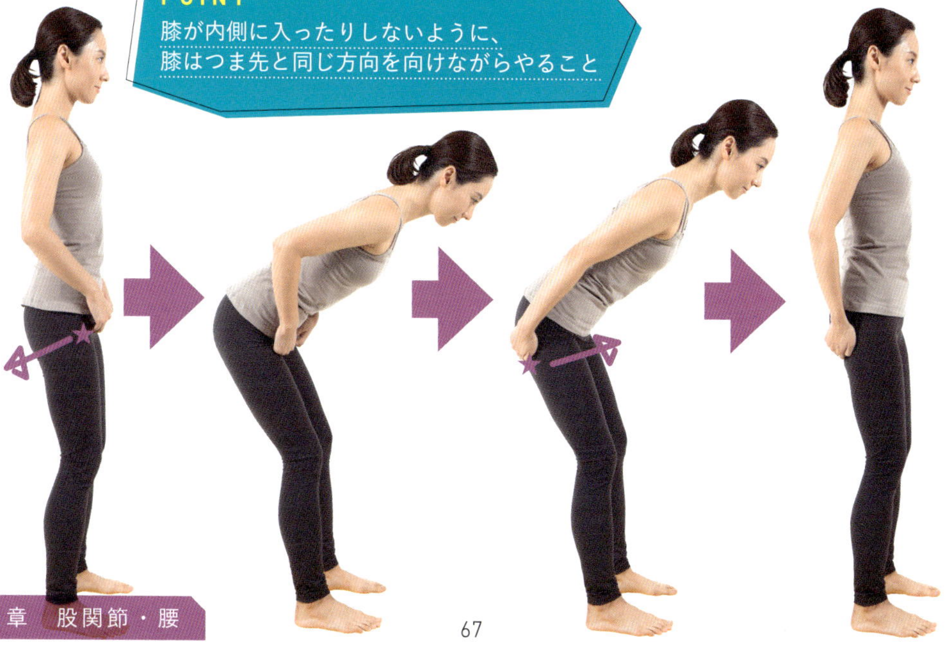

# 05 みぞおち・背中のクロスポイント

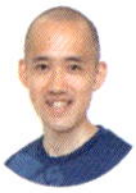

腰を痛めやすい人は腰周りが固い。だからストレッチやマッサージが効果的だけどそれ以外にも動かすことがすごく大事。特にみぞおち（へそから指4本分上）の反対側の背骨には腰を安定させるインナーマッスルの一部が集合しているため、触りながら動かした方が良い。魚のように柔らかく動かしましょう。

いつの間にかこれが無意識の習慣になりました！

腰を痛めているのでゆっくりやってみたら、逆に痛みが和らいだような

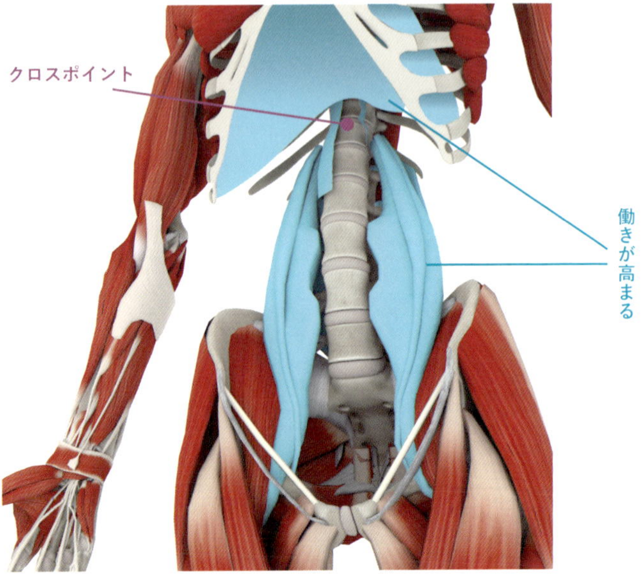

**1**
へその指4本分上と、
そのちょうど裏側を触る

**2**
両方の股関節のちょうど
真ん中あたりに向けて、
みぞおちを近づけるように
背骨を丸め、
そこから起こす
というのを繰り返す

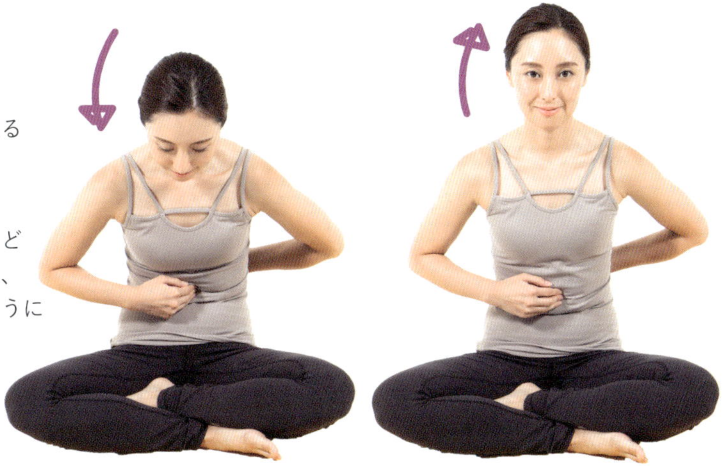

**POINT**
体を起こしすぎて
背骨をグッと
反らないように

**3**
今度は片方の股関節に
みぞおちを近づけるよう、
左右に上体を倒して
背骨が動いていることを
確認する

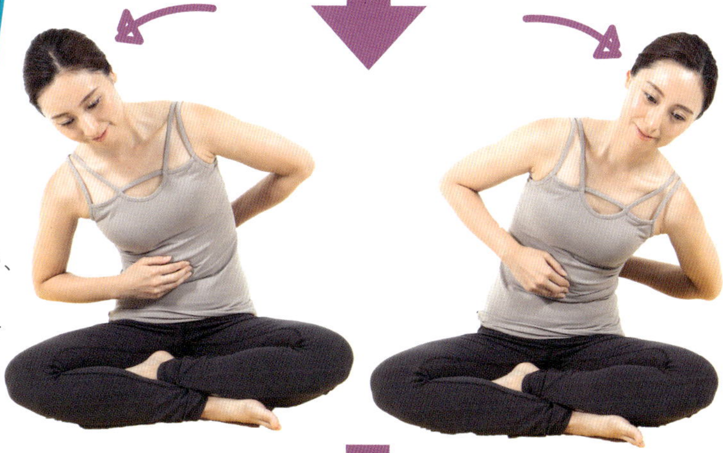

**4**
同様に片方の股関節に向けて、
今度は体を捻っては戻す
というのを左右で繰り返す

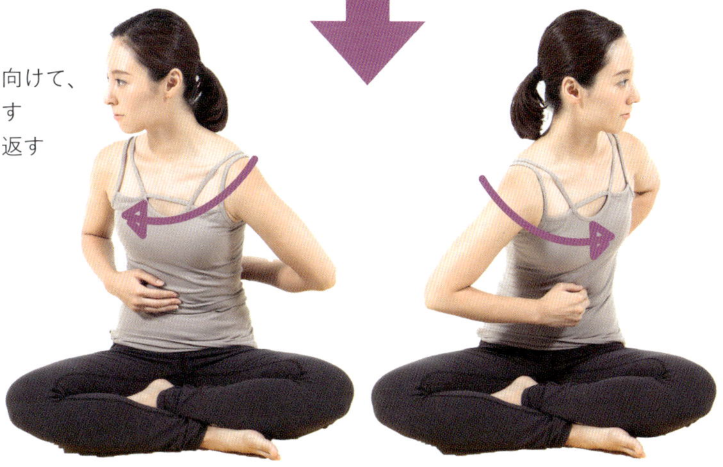

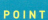

# 06 裏ももストレッチ

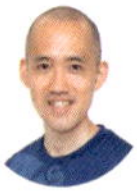

腰痛を改善したい　股関節を柔らかくしたい
そんな方にオススメなのが裏ももストレッチ。
ポイントは恥骨の隣の股関節を触りながら行うこと。
ここを触りながら行うことで股関節が動き、裏ももがしっかりと伸ばせ、さらに繋がりのある腰もゆるませることができるのです。
まずは10秒キープから始めてみましょう！

立ち仕事で背骨の両横が痛くなったけど、だいぶ痛みが取れました

股関節に違和感が生まれたらすぐ実行。痛みが悪化しなくなった！

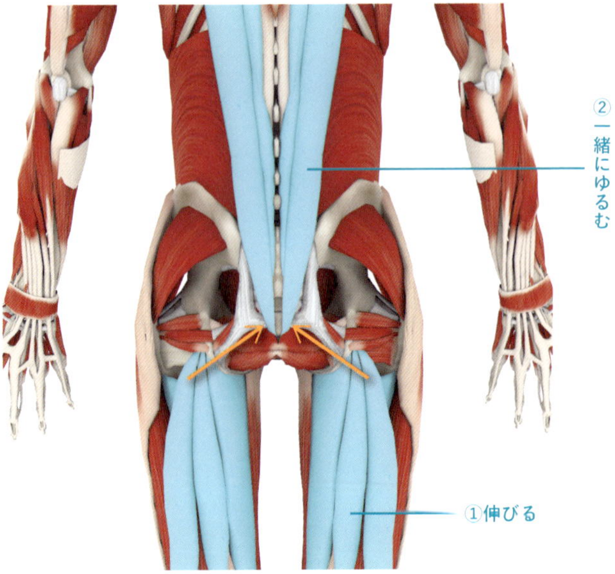

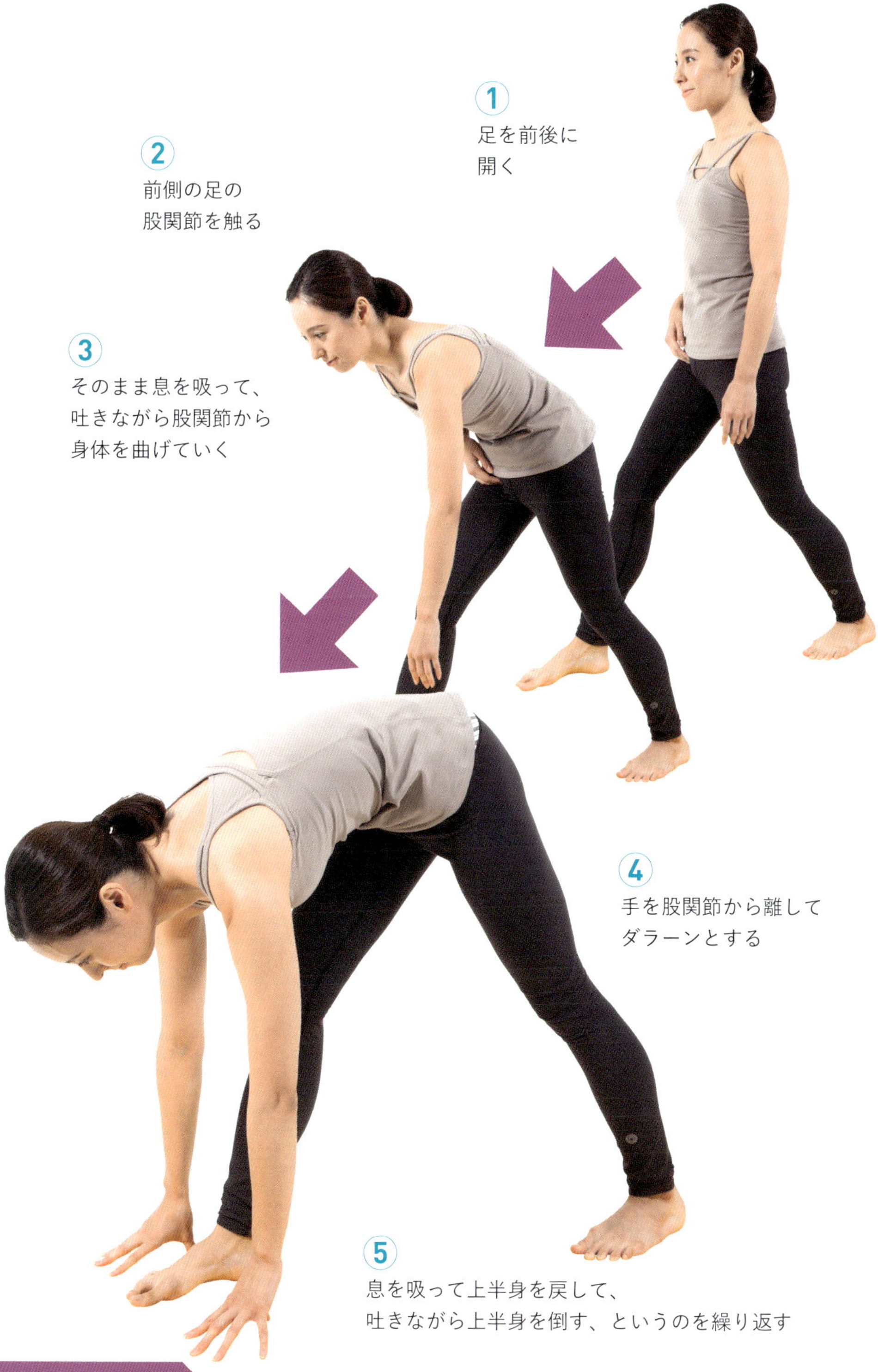

1
足を前後に
開く

2
前側の足の
股関節を触る

3
そのまま息を吸って、
吐きながら股関節から
身体を曲げていく

4
手を股関節から離して
ダラーンとする

5
息を吸って上半身を戻して、
吐きながら上半身を倒す、というのを繰り返す

# 07 椅子でお尻ストレッチ

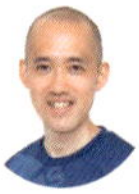

腰痛の人も膝痛の人もお尻のストレッチはしておいた方が良い。
お尻の筋肉は腰にも膝にも繋がりがあるから、長時間座っていたり立っていてお尻の筋肉に負担をかけると、その影響で腰や膝が固まり痛みを引き起こすことがあるから。
朝起きてからでも寝る前でも良いので、コツコツやっていきましょう。

やり始めは痛いけど、終わった後の伸ばされた感が気持ちいい！

お尻から太ももにかけて血流がよくなったのがわかる

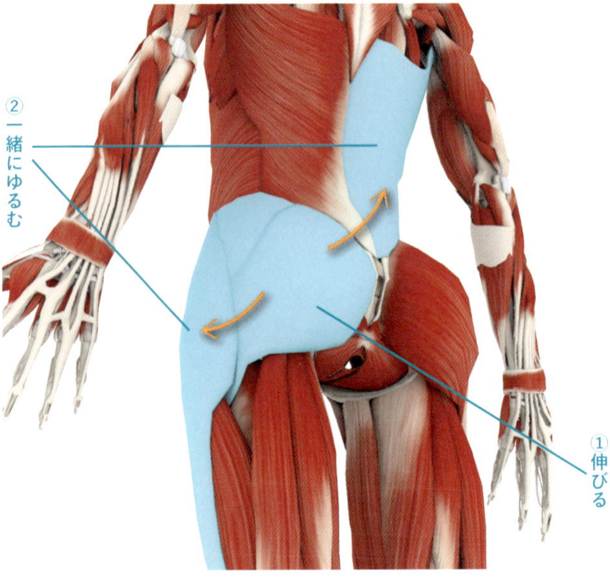

**1**
片膝にもう一方の足を乗せ、股関節を触る

**2**
息を吸って、
吐きながら股関節から
身体を曲げていく

**3**
息を吸って戻す、
吐きながらまた曲げるのを
2、3回繰り返す

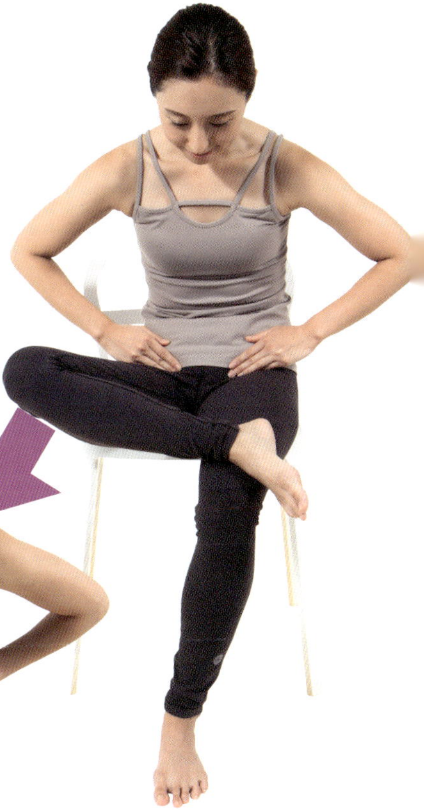

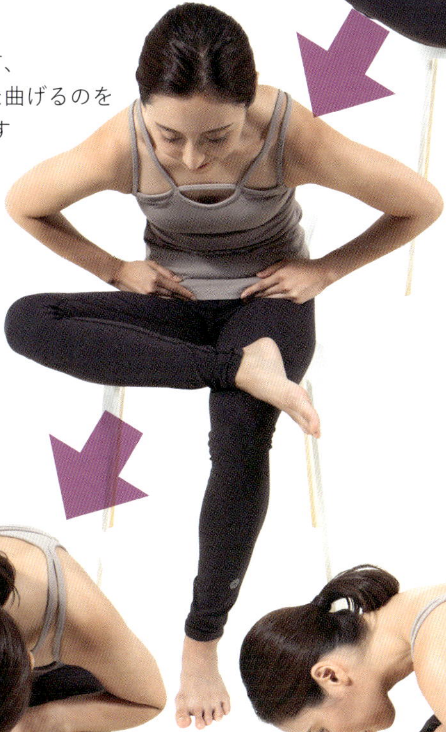

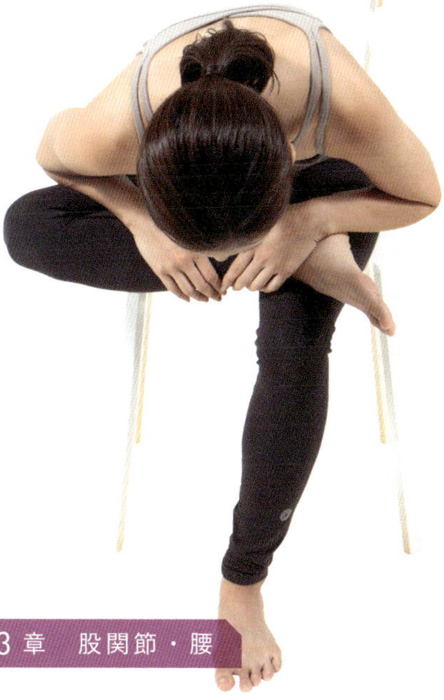

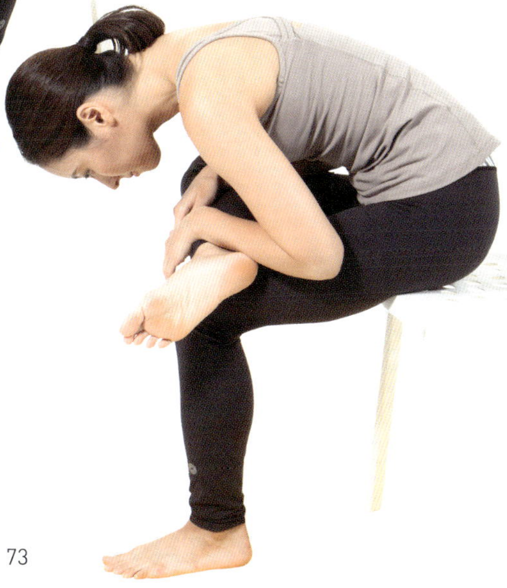

# 08 寝てお尻ストレッチ

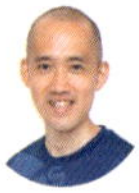

腰痛がある　特に朝起きるときが痛い　朝スッキリ起きられない
そんな人は朝起きる前にお尻のストレッチをしてみてください。
お尻の筋肉は腰と繋がってるため、ゆるめると腰痛緩和に繋がります。
更に大きな筋肉のため、ストレッチすると血流が良くなり朝スッキリ起きられます。
明日の朝から是非お試しを！

年中感じていたお尻の冷えがこれで解消できるなんて！

しばらくやっていると驚くほど足がポカポカになります

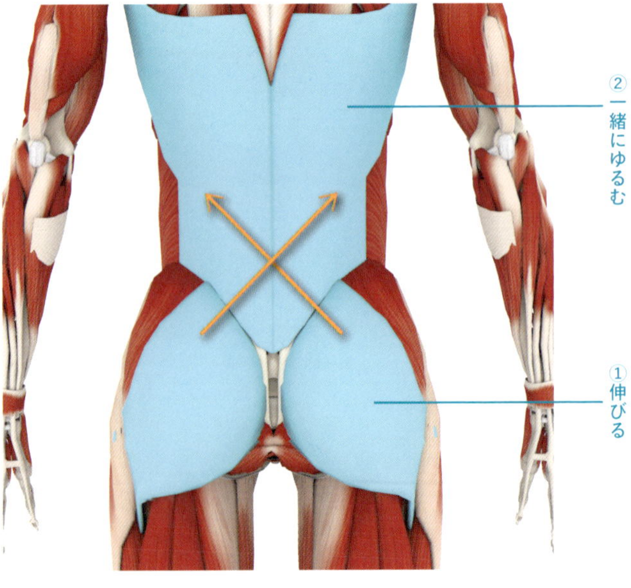

1

寝転がって股関節をさする

2

片膝に反対の足を乗せて 4 の字を作る

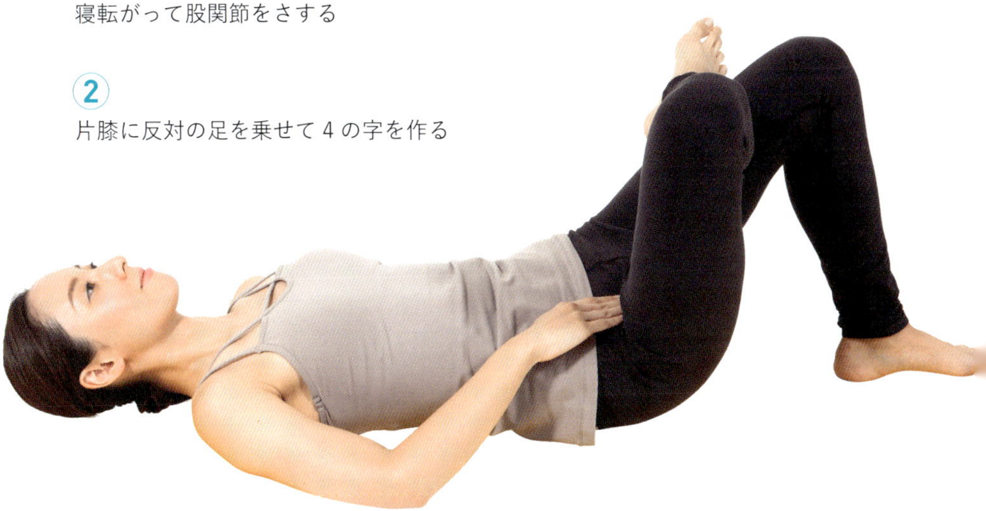

3

真ん中に空いたスペースに手を入れ、
足の向こう側で手を組む

**POINT**
手を組む場所は、
余裕があれば膝、
キツければ裏もも

4

息を吸って、
吐きながら胸の方に近づけていく

5

深呼吸を 2、3 回行う

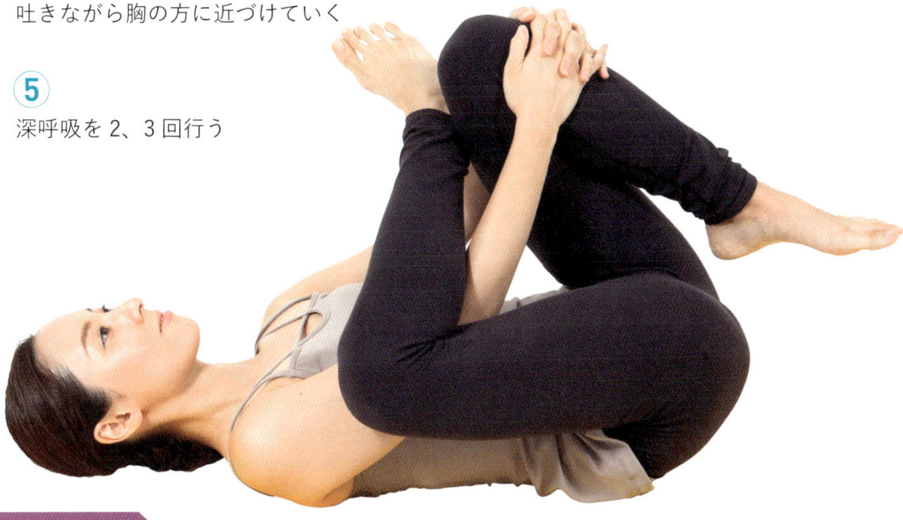

# 09 横股割り

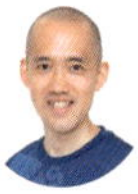

腰痛　内股やＸ脚　股関節の固さ
がある人は内ももが固かったりする。内ももは股関節の筋肉を介して腰と繋がっているため、固まると腰痛を引き起こす。
さらに足を閉じる力が強くなるため内股やＸ脚にもなりやすくなるので、内ももをゆるめるために肩を入れて膝を外に押し込んで股割りをしましょう！

Ｘ脚解消の情報が少なくて困っていたのでとても嬉しいです！

左側だけ腰が痛いのが治らないので試しにやってみます

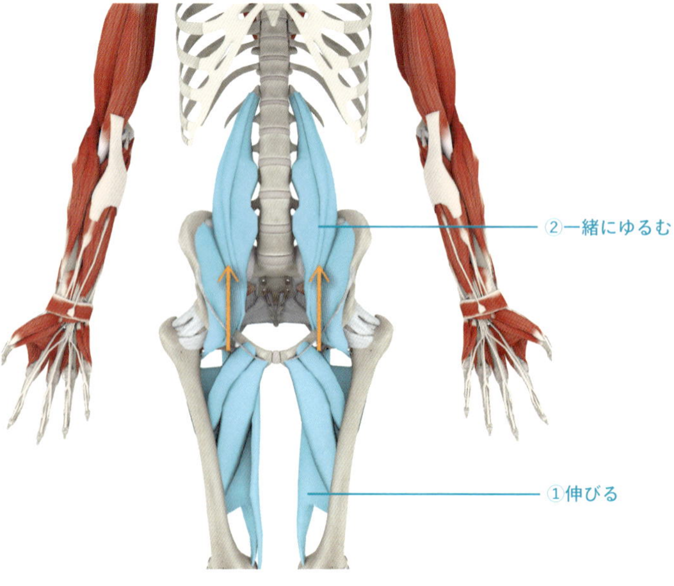

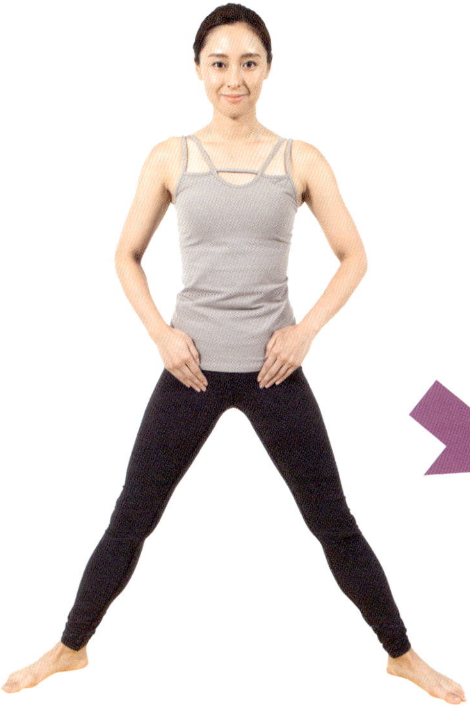

**1**

足を広げてつま先を斜め 45 度に開く

**2**

股関節を触りながらお尻を落としていく

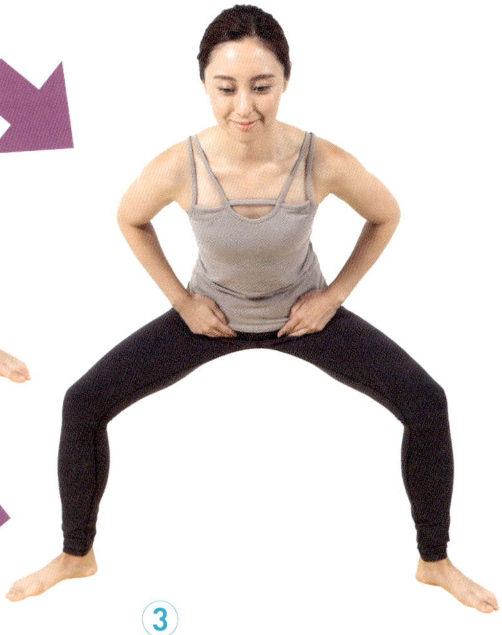

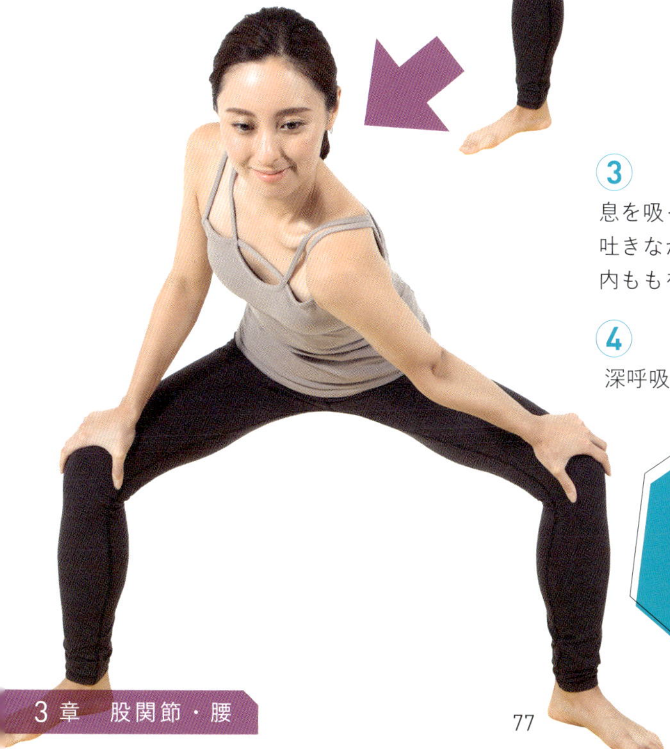

**3**

息を吸って、
吐きながら肩を入れて
内ももを伸ばしていく

**4**

深呼吸を 2、3 回する

**POINT**

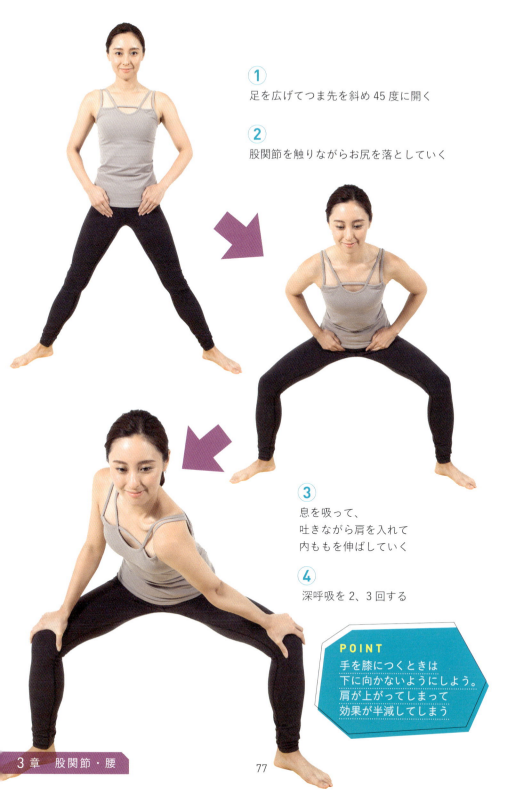

手を膝につくときは
下に向かないようにしよう。
肩が上がってしまって
効果が半減してしまう

# 10 縦股割り

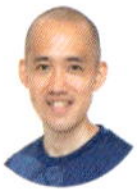

腰痛

膝の痛み

これらの原因のひとつが股関節の固さ。

股関節の前側には腰に繋がる筋肉と膝に繋がる筋肉があるため、ここが固まると上記症状を引き起こしてしまう。

予防や緩和の策としてこのストレッチをしっかり行なっていきましょう！

壁を触りながらやれば安定するのでよりゆるませやすくなります。

股関節がゆるめられたら身体が軽く感じるようになった

デスクワークで腰やお尻が痛くなりがちなので早速やりました！

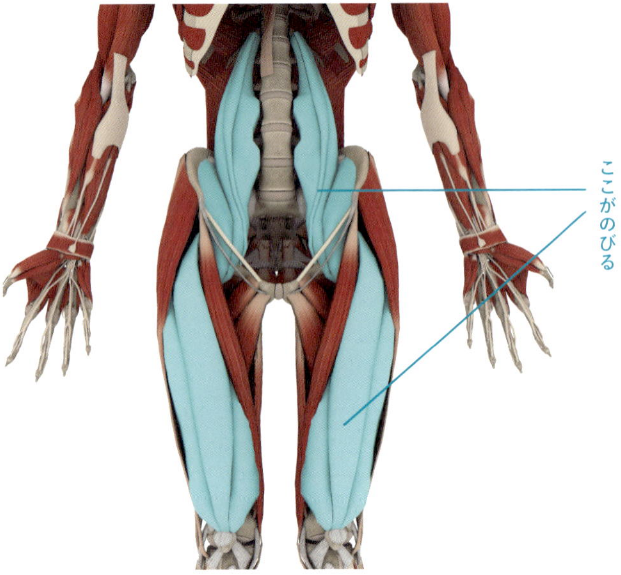

**1**
足を前後に開いて、
体勢がキツい人は壁に手を当てる

**2**
胸を張りすぎたり
身体を前に倒しすぎないよう
みぞおちを少し丸める

**3**
お尻のほっぺの下あたり、
クロスポイントを触る

**4**
息を吸って、吐きながら
お尻のクロスポイントを
押し出すイメージで
上体を押し出していく

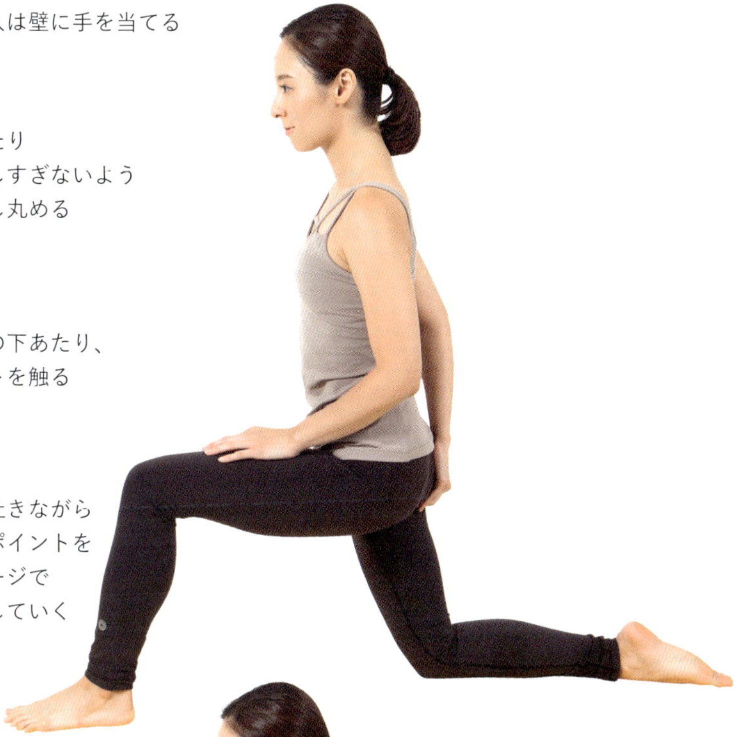

**5**
痛気持ちいい範囲内で
深呼吸を 2、3 回

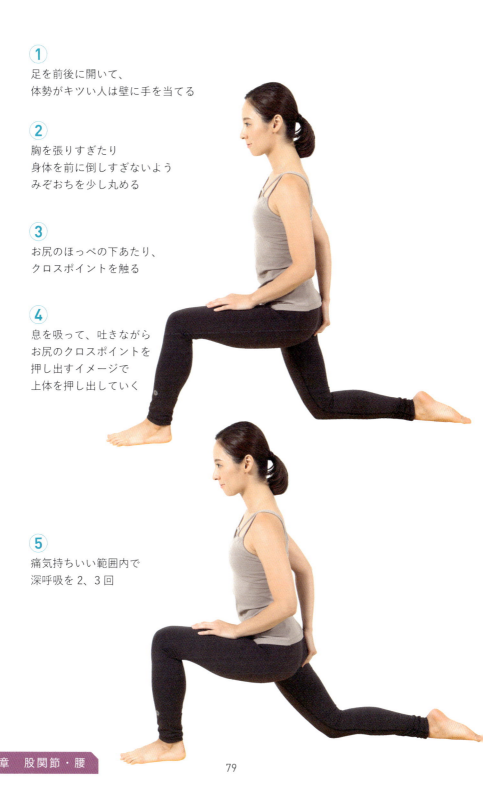

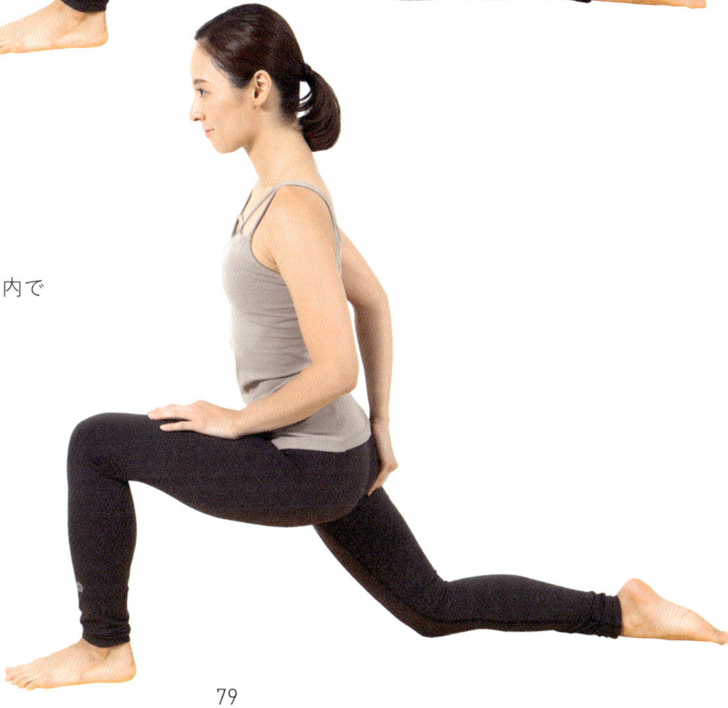

COLUMN

## ぽっこりお腹の原因は、お腹の筋肉が固まっているから！

下腹部が出てくるぽっこりお腹。これは男女ともに気になりますよね。

実は、ぽっこりお腹には原因が2つあります。

まずひとつが、単純に脂肪が溜まっていること。過食は当然ながら大きな理由のひとつです。しかしそれ以外にもあります。日常の様々な癖により、姿勢が崩れたり、内臓や筋肉が固まっていると、脂肪の燃焼効率が悪くなります。すると、お腹に皮下脂肪や内臓脂肪がたっぷりと溜まっていくのです。

ふたつめが、内臓下垂。こちらも、日常の様々な癖や不良姿勢により、内臓が下にさがることで、ぽっこりお腹になります。内臓下垂になると、腸が圧迫されるため、腸の機能が低下し、ガスや便が溜まりやすくなります。それがさらにぽっこりお腹を助長するのです。

どちらも姿勢の崩れが関係していて、その根本原因になっているのはお腹の筋肉の固さ。これをみぞおちほぐしや肋骨の中ほぐし、みぞおちのクロスポイントを通じてゆるめることによって、肋骨が広がってスペースができ、内臓がもとに戻れます。すると筋肉や内臓が本来の働きを取り戻して代謝も良くなるのです！

# 4章

# 10秒で肩コリ知らず！
# 肩・首・頭ストレッチ

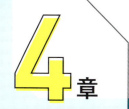

# 肩コリ解消に超重要な視点。それは「脇」

## ◆12万人が実感した脇刺激の威力！

肩が凝ったとき、多くの人は肩を揉みますが、実はそれだけでは不十分であることをご存じでしたか？

肩コリとは具体的にどんな状態なのかといえば、肩が凝り固まり血流が悪くなっている状態で、その影響で肩が上がりやすくなっています。すくめやすくなっているともいえるでしょうか。

まさに「あー、肩凝った！」と触りたくなる場所に存在し、首の付け根から肩や肩甲骨に向かって広がっている「僧帽筋」という筋肉が、固まったり萎縮したりすることによって、肩が上がってしまうのです。

そうすると、単純に肩コリが辛いだけでなく、次のような困りごとも引き起こします。

・頭痛
・めまい

・呼吸が浅い
・イライラ・情緒不安定
・寝付きの悪さ
・冷え

僧帽筋は肩を上げる筋肉。これに対応するのが、脇の下に広がっている「前鋸筋」という筋肉です。この筋肉は肋骨に沿って斜め下に向かってついていて、「肩を下げる」機能をもっています。

この前鋸筋が働かないと、僧帽筋ばかりが頑張るはめになり、いつしか肩が凝り固まってしまいます。だからこそ、肩ばかり揉んでいても一向に力を抜けず、固まったままなのです。

逆にいえば、脇の下を刺激すれば、肩コリを解消できる可能性が高いのです。

私のツイッターが話題になったきっかけが、「脇を刺激して肩を回す動画」でした。およそ12万人の方々に「いいね！」をもらうことができました。

どうやら肩の不調で悩む多くの方の手助けになったようなのです。

## ◆肩にまつわるもうひとつの誤解

肩コリにも共通しますが、猫背も多くの人にとっての悩みでしょう。

デスクワークをしている最中「あっ、また猫背になってしまった」と気づいたとき、肩甲骨を寄せて胸を張るように伸びをする人がいますが、やはり残念ながらそれでは猫背は改善されません。ここにも誤解が隠れています。

肩甲骨を寄せる筋肉は、さきほどの僧帽筋と同じく肩を上げる効果をもっています。そして肩が上がる際には、厳密にいえば、肩は身体の前方に向かって上がります。すると背骨が丸まり、結局猫背になってしまうのです。そのため、肩甲骨を寄せることで、かえってさらに猫背を助長してしまいます。

では、猫背の原因は一体なんなのか。それは、胸や鎖骨周りの筋肉や、お腹の筋肉が固まって縮んでいることです。そのためこれらの筋肉をゆるめることができれば、猫背は自然と解消されていきます。

胸周りの筋肉をまとめてほぐせる場所である胸の真ん中や、詰まりが生じやすい鎖骨周辺を中心にほぐしていくと楽になっていきます。

また、肩甲骨を寄せるのではなく、胸と肋骨を広げるようなストレッチであれば、効果があります。

## ◆肩からくる頭痛も同時に解消しよう！

頭痛もまた、痛みを感じている場所とは別の場所に原因があることがあります。

頭痛にも色々な種類がありますが、全体の約80％を占めるのが、慢性頭痛。いわゆる「頭痛持ち」の頭痛です。そしてこれはさらに、「片頭痛」「緊張型頭痛」「群発頭痛」の３種類に分けられ、特に多いのが緊張型頭痛です。頭痛のほとんどはこれにあたります。

緊張型頭痛はストレスや長時間同じ姿勢を続けることにより、血行が悪くなり背中から首肩、頭の筋肉が緊張してしまうことで起こるのです。

たとえば、デスクワークで長時間猫背姿勢を続けていた場合、腹筋と背筋に力が入り固まります。すると、胸や肩、首の筋肉を経由して、頭の側面にある筋肉が緊張。その結果、頭が締めつけられるような形になるのです。

これを防ぐには、前述のとおり肩コリを解消するような、脇や胸のケアに加えて、首の付け根や頭の付け根、頭頂部をゆるめ、緊張の連鎖を断つことが重要になります。

そのために本章の肩・首・頭ストレッチを通して緊張を解きほぐしましょう。

# 01 鎖骨ほぐし

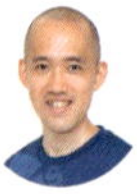

肩や肩甲骨の動きが悪い、痛いという人は鎖骨が動いていないことがある。
鎖骨の下の筋肉を端から端までほぐしていくと、鎖骨の動きが良くなるため、鎖骨と繋がりのある肩や肩甲骨の動きも良くなる。
ここは結構ケアを怠りやすいので、肩周りに不調がある人は入念にほぐしてください。

湯船に浸かりながらやると、凄く気持ちいいです！

腕が上がらないおじいちゃんに今度勧めてみようっと

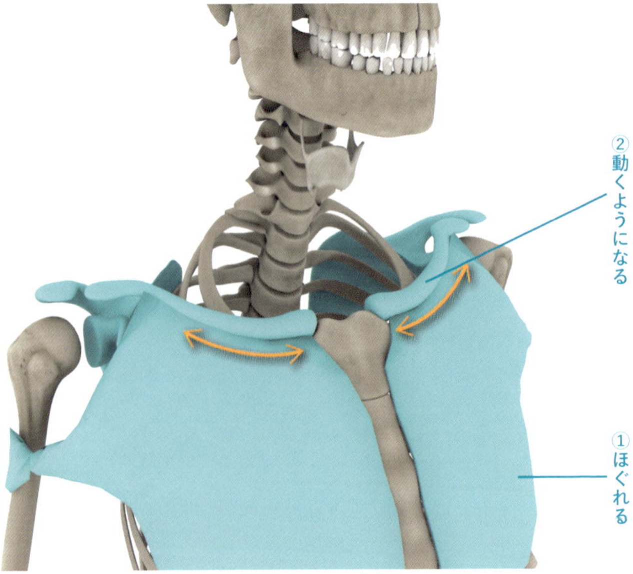

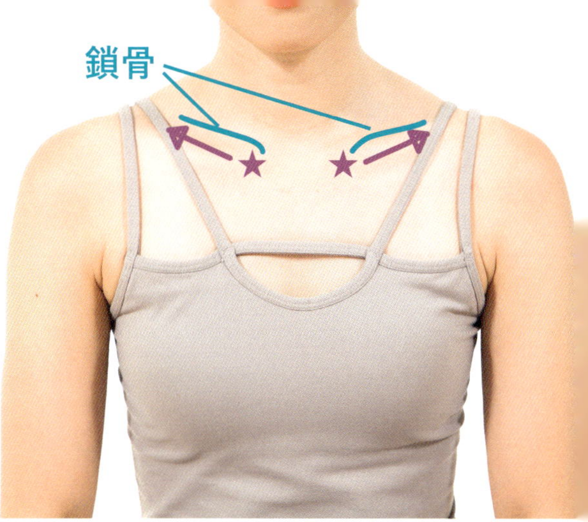


1
鎖骨の体の真ん中の方の
付け根の下あたりに手を添える

2
肩の方へ動かしながら
グリグリとほぐしていく

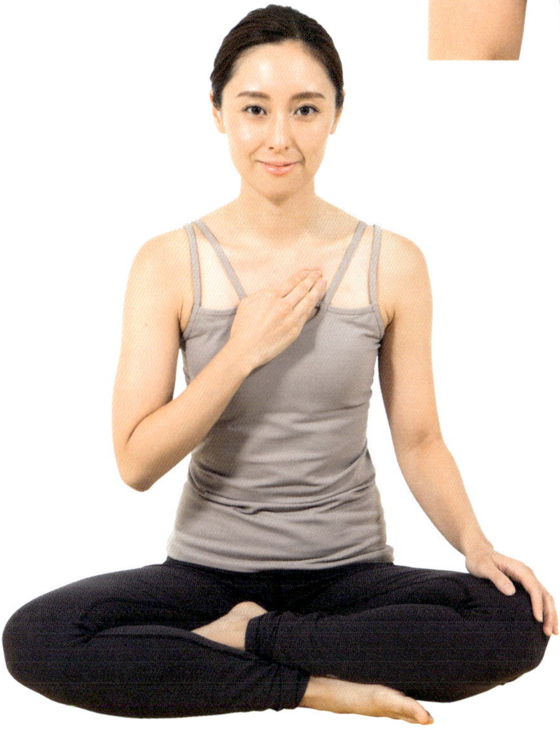

3
周辺もほぐしていく

4
反対側も同様にほぐす

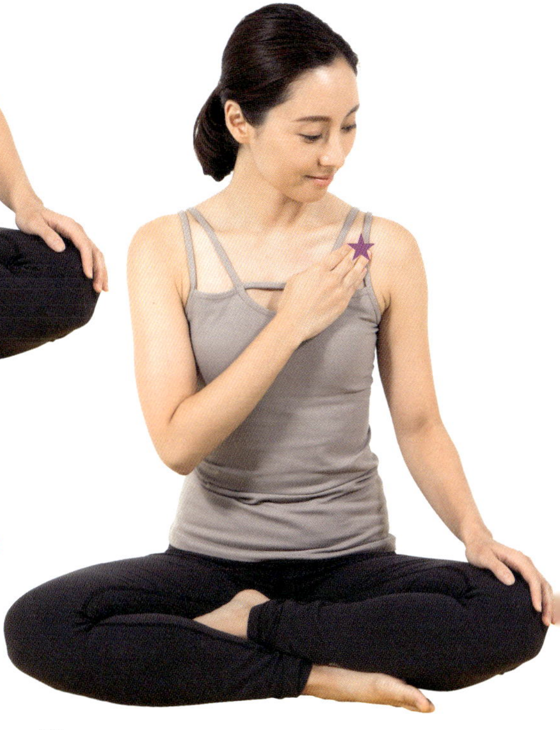

**POINT**
肩よりの一番奥までいくと
くぼむところがある。
そこが固まりやすいので
入念にほぐす

# 02 胸の真ん中ほぐし

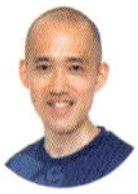

猫背　巻き肩　首肩コリ
の人は胸のど真ん中をほぐして欲しい。なぜならここには胸や肩、首と繋がる筋肉の膜があるから。
そのためここをほぐすとこれらの筋肉をまとめてゆるめることができる。
人によってはほぐすと痛い場所なのでそこは無理せず優しく、でもそれなりに効くようにほぐしていきましょう！

首・肩・顔までポカポカです！　頭痛も少し和らぎました

最近ずっと一日中息苦しかったのに、今日はこれでスッキリしてる

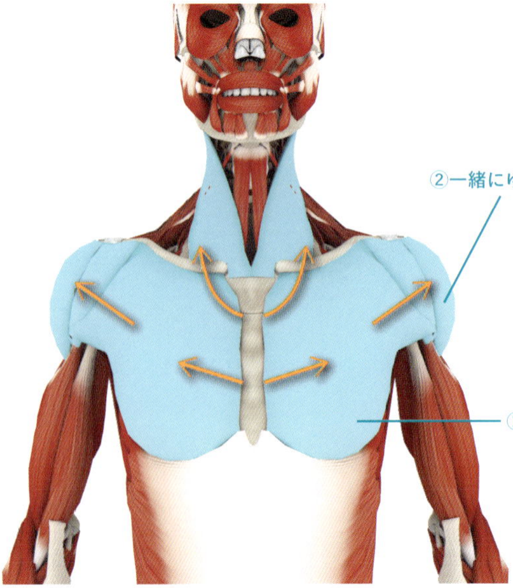

1
胸の真ん中に両手の
4本指を当てて、
そのまま上下に揺さぶって
グリグリほぐしていく

2
上下左右にずらしながら
周辺をほぐしていく

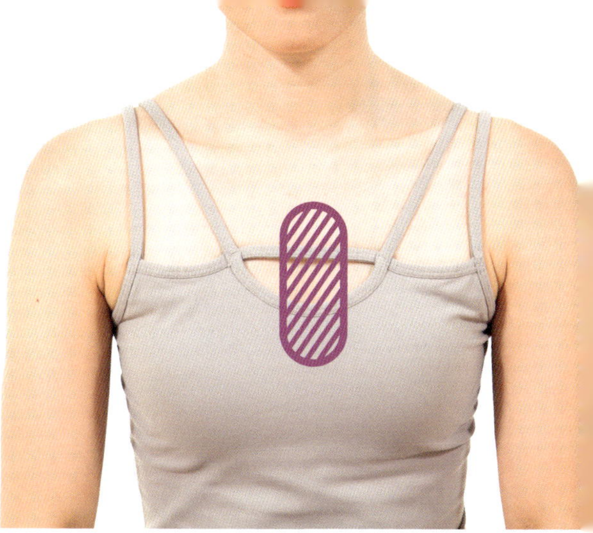

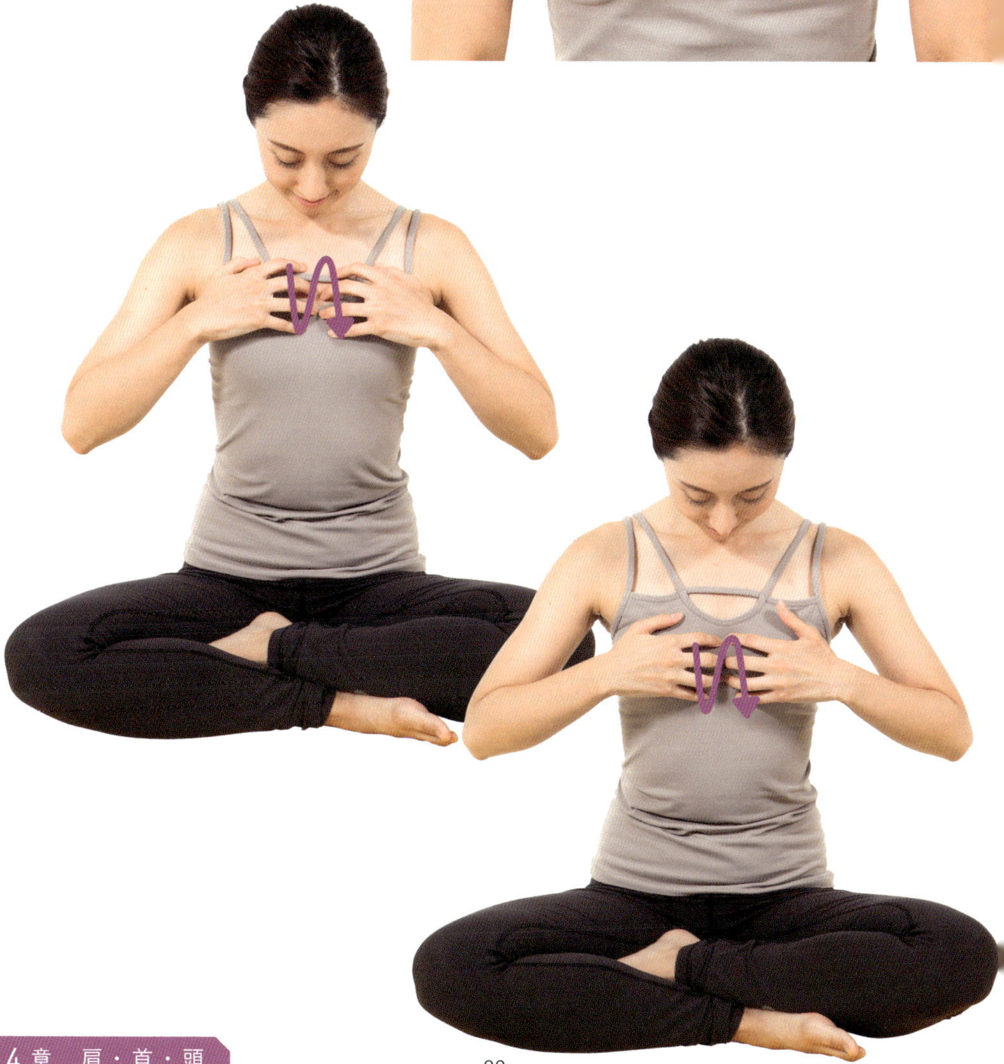

# 03 肩ほぐし

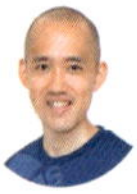

スマホにより肩や腕が痛くなってしまう人は、腕の付け根が固まってしまっている。
腕を横に上げたときにできるくぼみあたりを押してほぐしてみましょう。
ここをほぐすと肩も腕も楽になり、呼吸まで深くなりますよ！

肩自体を揉むよりも、手っ取り早く高い効果がみられました

くぼみをほぐしたら肩から先の腕にじんわりとした気持ちよさが！

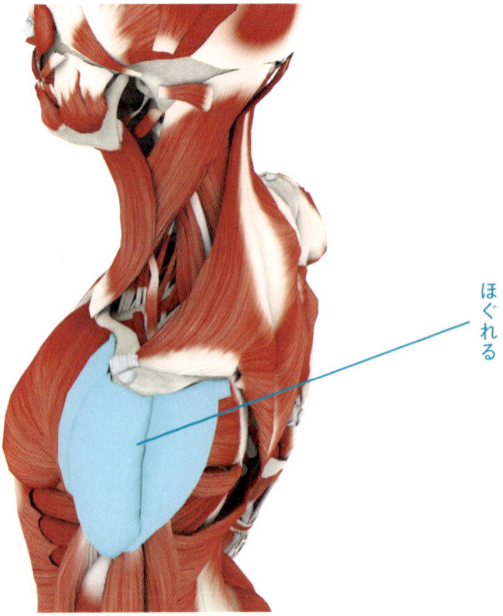

1

腕を横に上げて、肩の付け根にできたくぼみに指を当てて、腕を下げる

2

その部分をグリグリほぐしていく

3

その周辺をほぐす。痛いところがあったら入念に

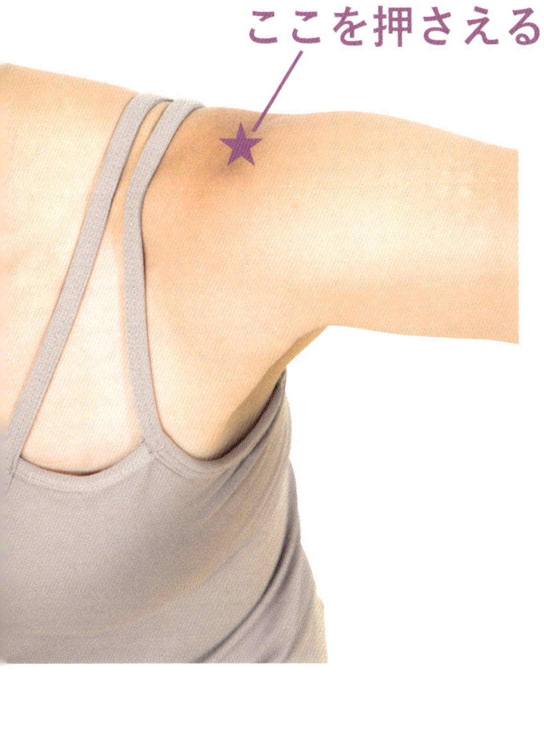


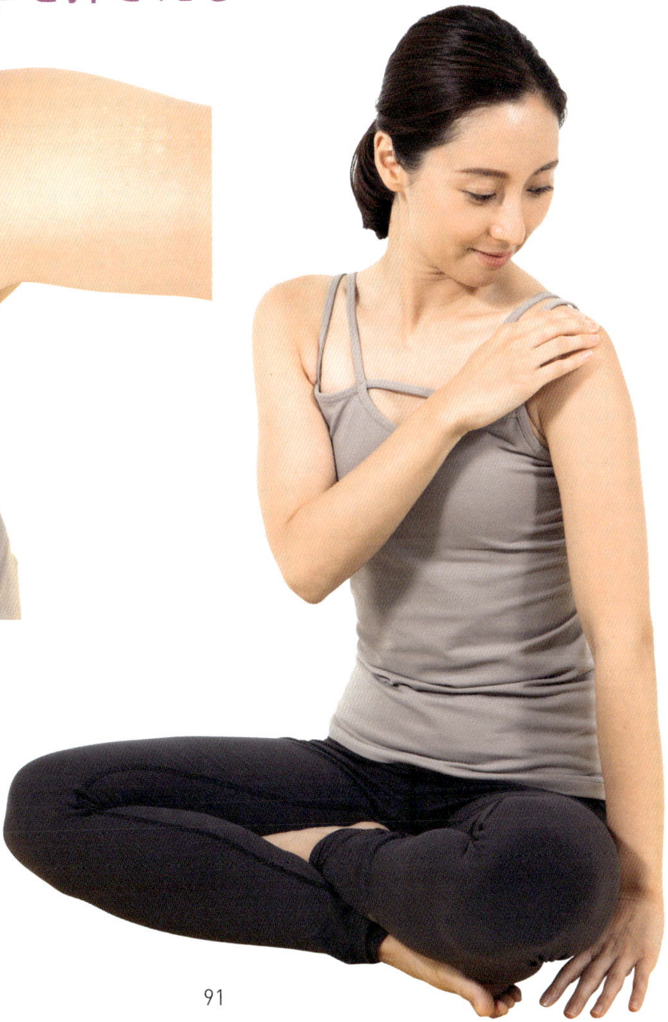

# 04 脇つまみほぐし

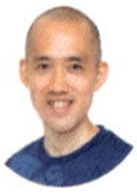

体力がない　呼吸が浅い　すぐバテる
そんな人は脇の下が固い。
脇の筋肉は肩をすくめ（上げる）、背中を丸める筋肉と繋がっているので、脇が固まると背中が丸まる。
すると、心肺を圧迫して呼吸がし辛くなる。
運動前や寝る前などに脇の下をつまんでほぐして、息をしっかりと吸えるようにしましょう！

朝起き抜けにやって出勤したら疲れずにシャキっとしていられた！

湿布を貼るのではなく、今度からこれをやってみます

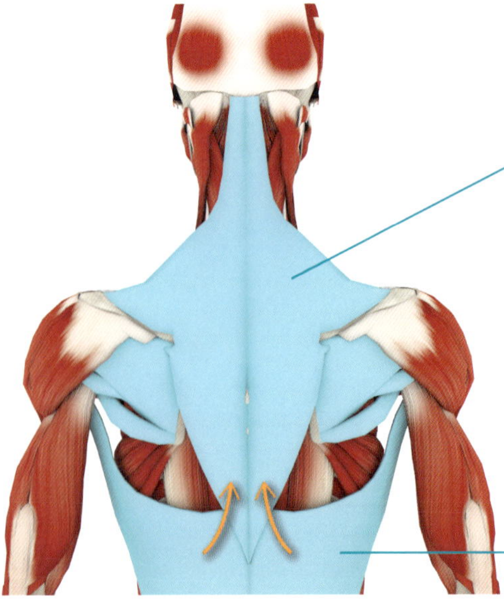

1

腕を上げると脇にくぼみができるので、
そこに親指を当てる

2

残りの4本指でそこをつまみ、腕を下ろす

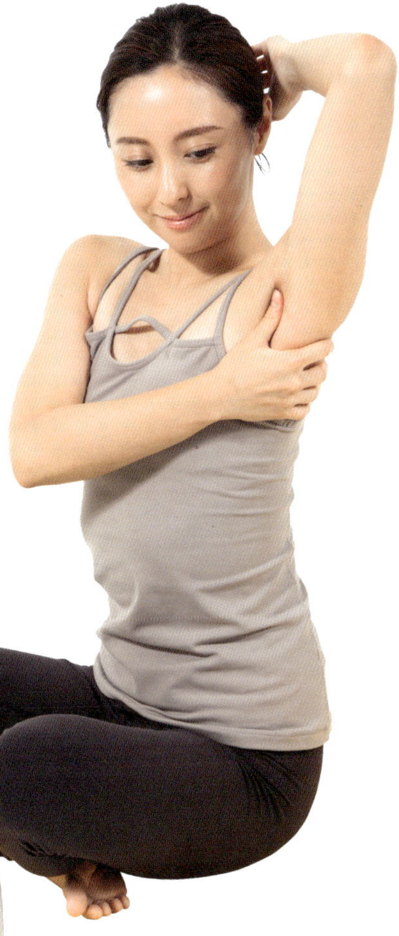

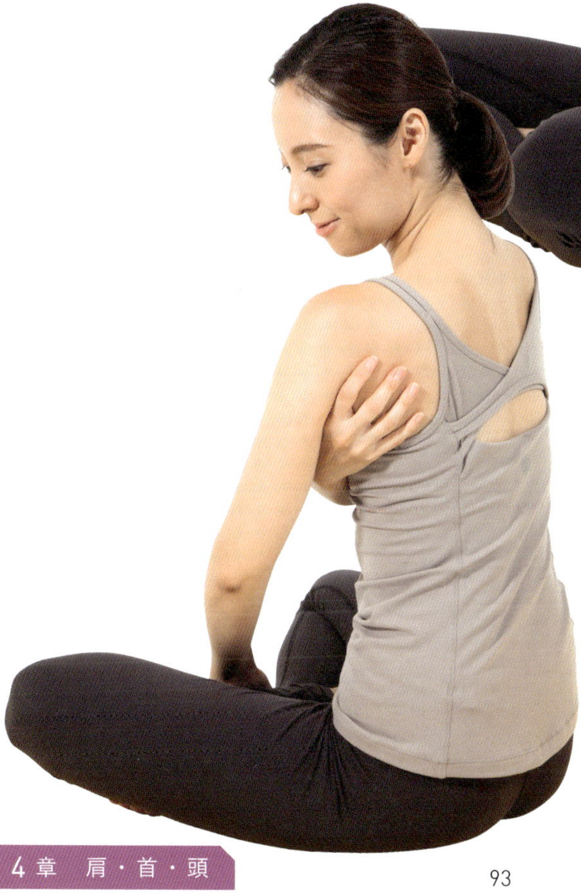

3

つまんだところを揺らしながら
ほぐしていく

4

4本指をずらしながら、
周辺をほぐす

# 05 首上ほぐし

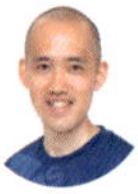

仕事や家事育児を続けていると首肩が凝り、そこから頭痛に繋がる……

そんなときは首の付け根をほぐすのが効果的。
ここは首はもちろんのこと、頭や肩甲骨の間の筋肉とも繋がりがあるため、ほぐすことでまとめて一気にゆるめることができる。
これはどこでも手軽にできるほぐしなので合間にやってみてください！

シャンプーしながら毎晩やってま〜す！

おおお、本当に一気にゆるめられて楽になった！

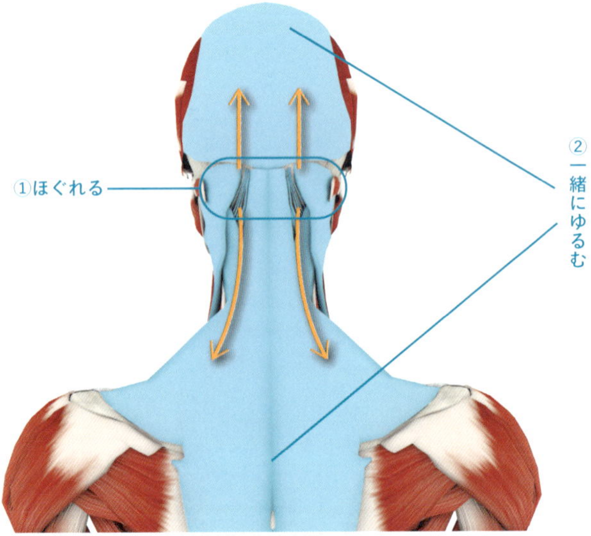

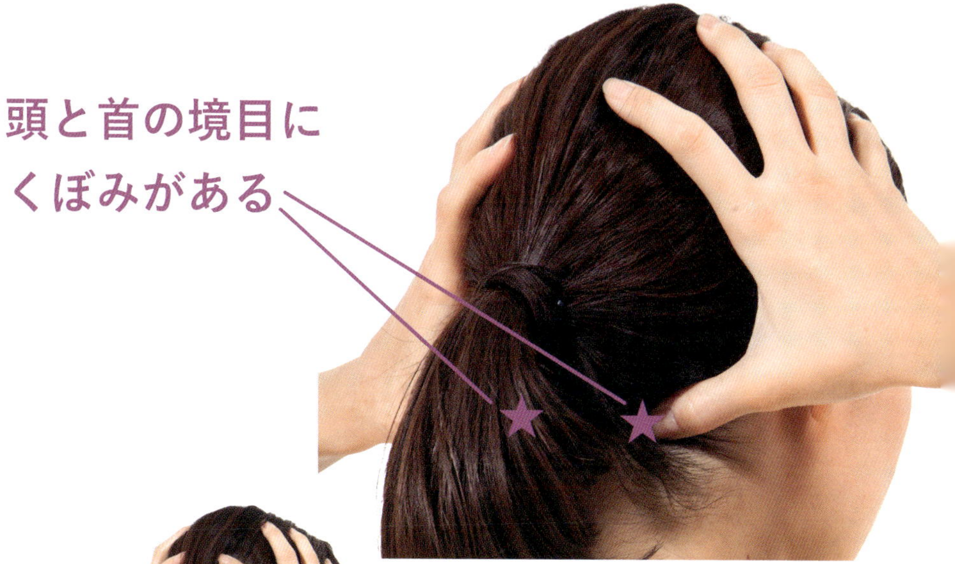


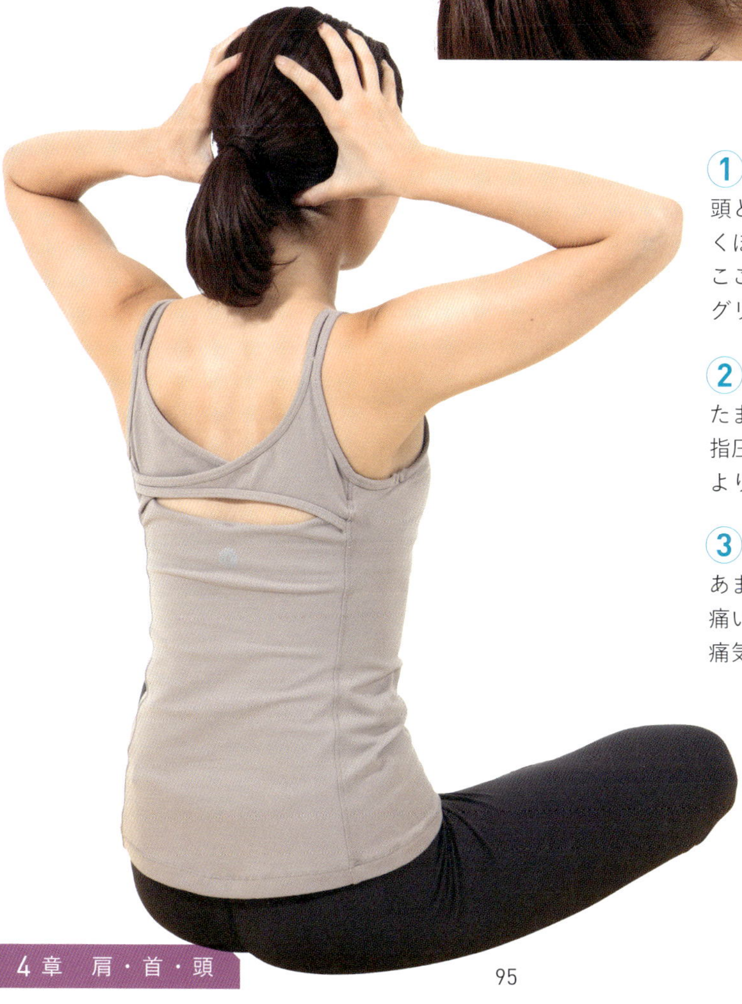

**1**

頭と首の境目あたりに
くぼみがあるので、
ここに親指を当てて
グリグリとほぐしていく

**2**

たまに頭の方に向かって
指圧をしていくと
よりほぐれていく

**3**

あまり押しすぎると
痛いところなので
痛気持ちいい範囲内で

# 06 目ほぐし

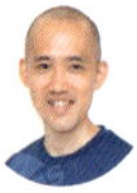

目が疲れてシパシパする　そしてそこから頭痛もする
そんな方にオススメなのがこのツボ押し。目の筋肉は頭の筋肉と繋がりがあるため、ほぐすとゆるんで眼精疲労も頭痛も緩和します。
眉毛の一番内側のすぐ下に深いくぼみがあるので、ここを斜め上に押すだけ。
これでだいぶスッキリしますよー！

これから残業をするときは、これをやってからにしようと思う

力を調節しながらやったら視界まで明るくなったような気がする

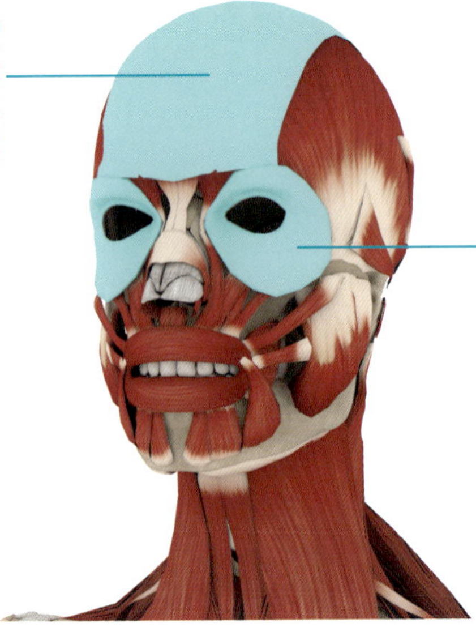

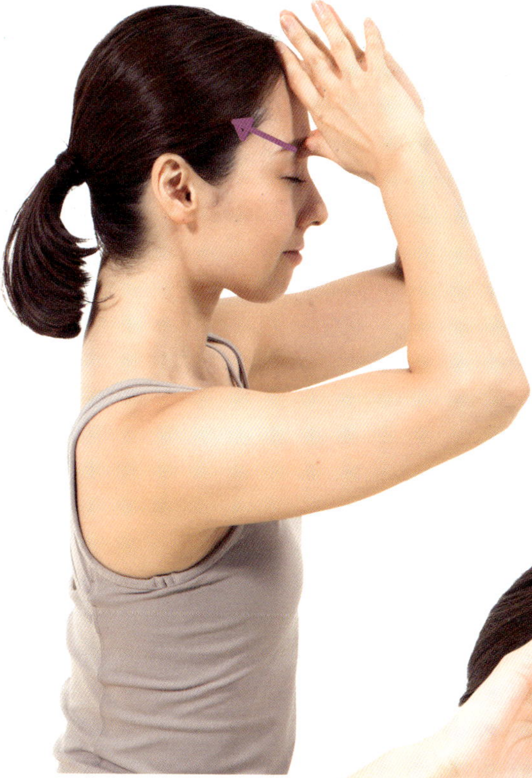

1

眉頭の下にくぼみがあるので、
そこに親指を当てる

2

頭の奥の方へ
グーッと指圧していく

3

あまり押しすぎると
痛いところなので
痛気持ちいい範囲内で

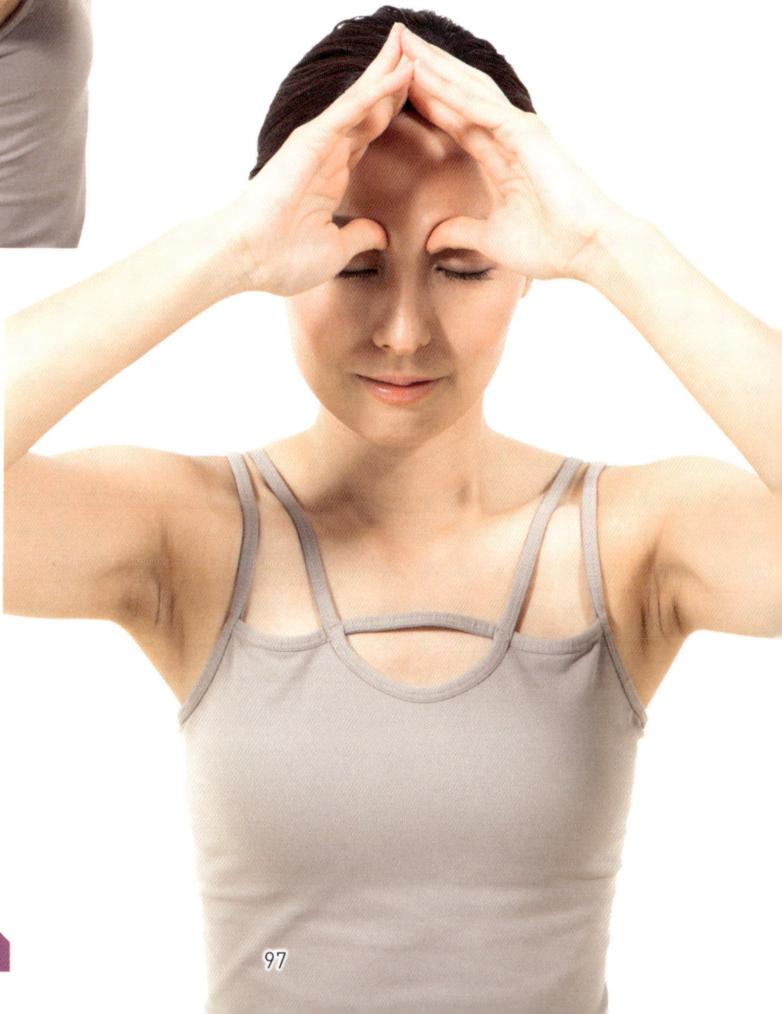

# 07 頭のクロスポイント

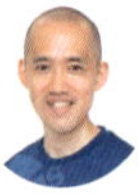

頭痛　脳の疲労　首肩コリ
の人は頭をほぐすと良い。
耳の穴に親指を入れて、頭頂部で中指を合わせる。そして合わさった場所をグリグリほぐしていく。
頭の筋肉は首肩とも繋がってるので、ここをほぐすだけで頭と首肩がスッキリしますよ！
一日の疲れを取るのにオススメなので、今日の夜からお試しを！

頭痛と肩こりがスッキリしました！　スゴイです！

クーラーで冷えて調子が悪くなったとき、これで乗り切れました

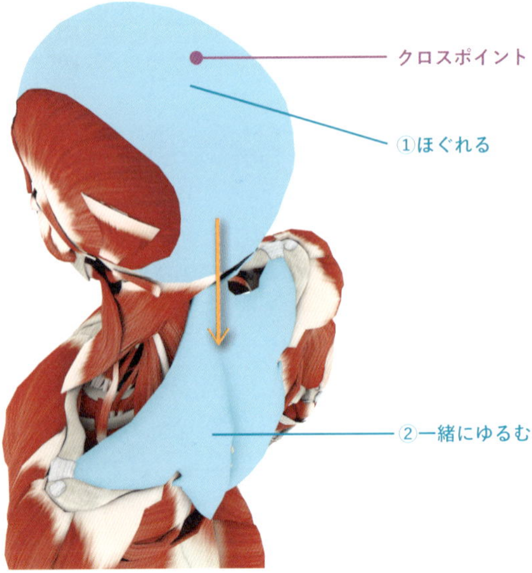

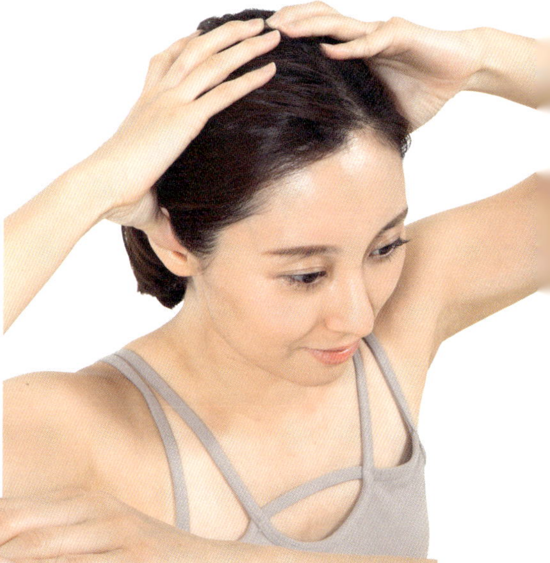

**1**
両耳の穴に親指を入れる

**2**
そのまま頭をつかむようにして
頭頂部で中指を合わせる

**3**
その場所をグリグリと
ほぐしていく

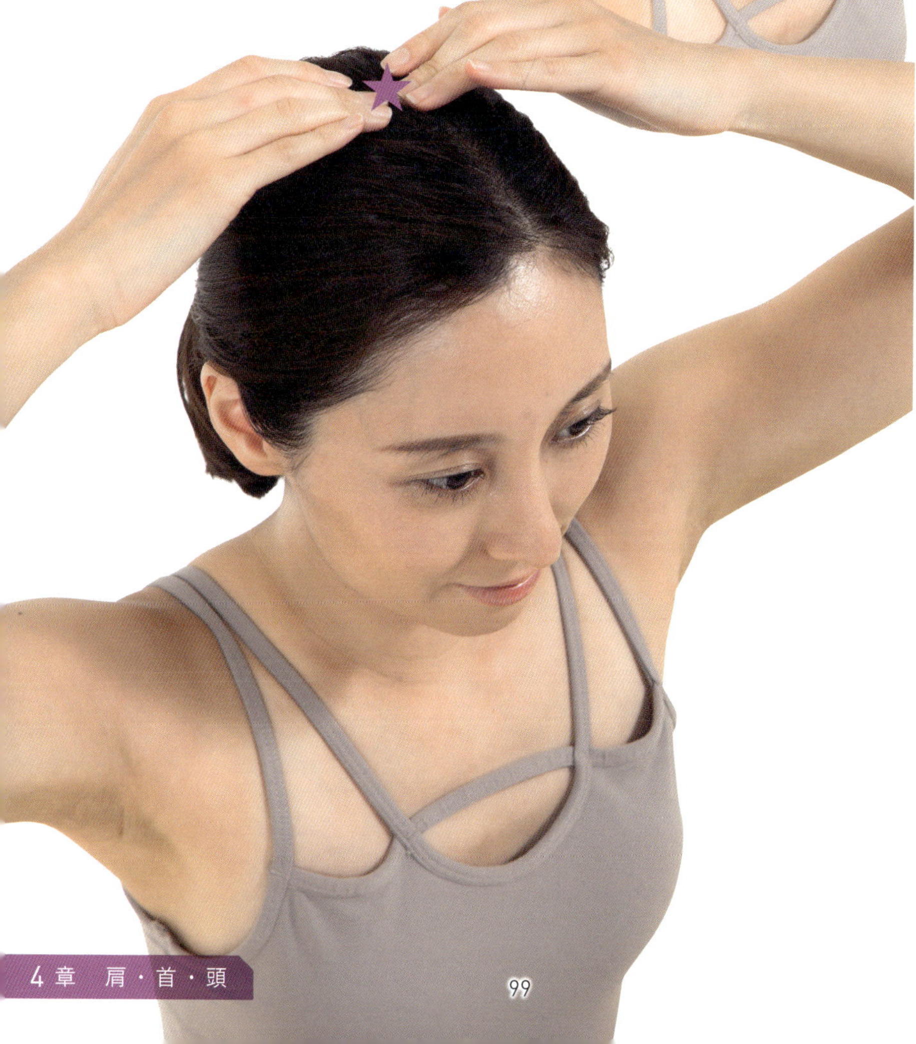

# 08 脇のクロスポイント

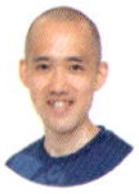

肩コリや四十肩などの肩の痛みに悩まされてる人の多くは、普段から肩が上がりすぎていて、肩を下げる脇の筋肉が使えていない。だから肩が痛くなる。
そのため、そんな人は脇の筋肉に刺激を入れることをオススメする。脇の下に手を当てて腕を回すだけ。これを毎日やってみよう！

鏡を見ながらやったらほんとに肩が下がった。スゴイ！

精神的な緊張まで取れるような気がする

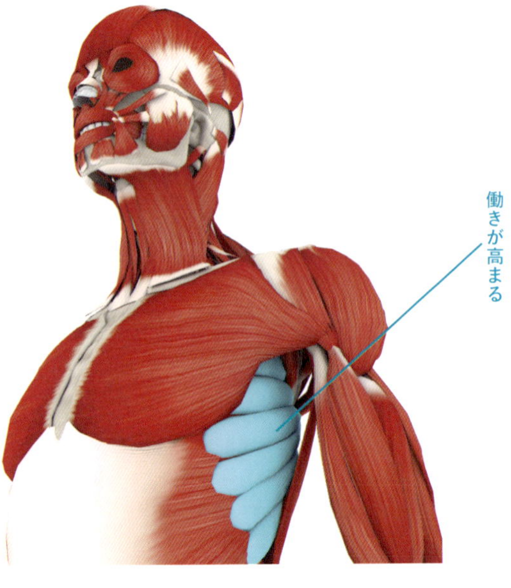

1

脇の下に手を当てる

2

そのまま腕を前に5回、後ろに5回回していく

3

反対側も同じようにして回す

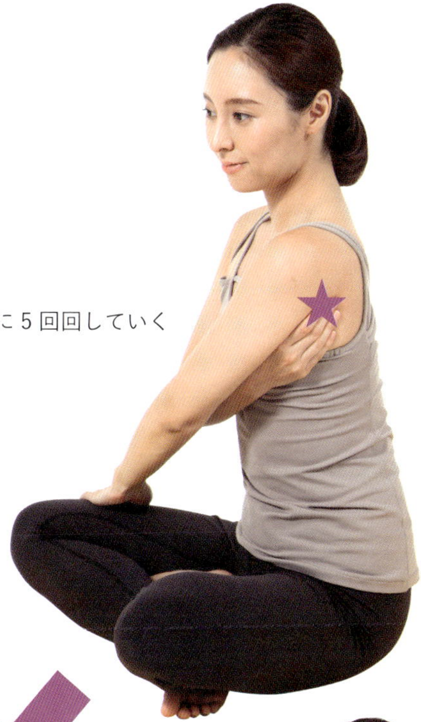

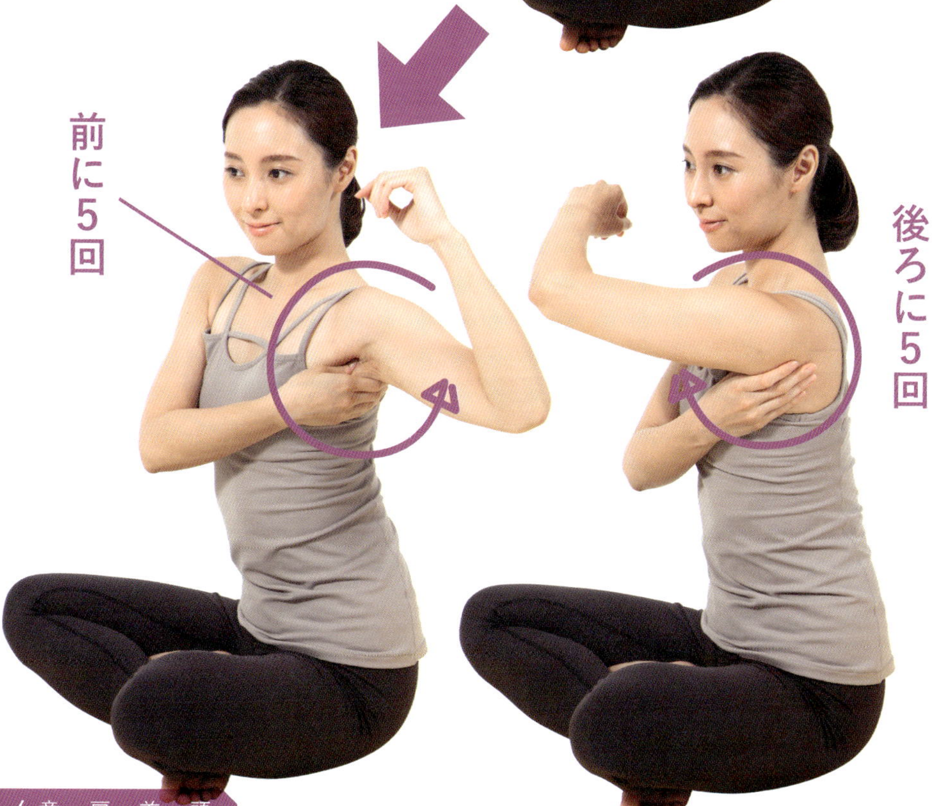

# 09 首のクロスポイント

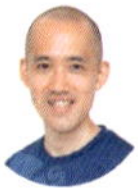

首肩コリや痛み、動きの悪さをまとめて一気に解決するためにオススメなのが、肩をすくめたときにできるくぼみをほぐすこと。
ここは首肩の筋肉が交わってる場所なので、親指で指圧しながら首を動かすと首肩がスッキリする。
前後・左右・捻りを各３～５回ずつくらい行っていきましょう！

首を後ろに倒すと肩甲骨の間が痛かったんですが楽になりました

左肩（五十肩気味）が動くようになってきました。ウソみたいです！

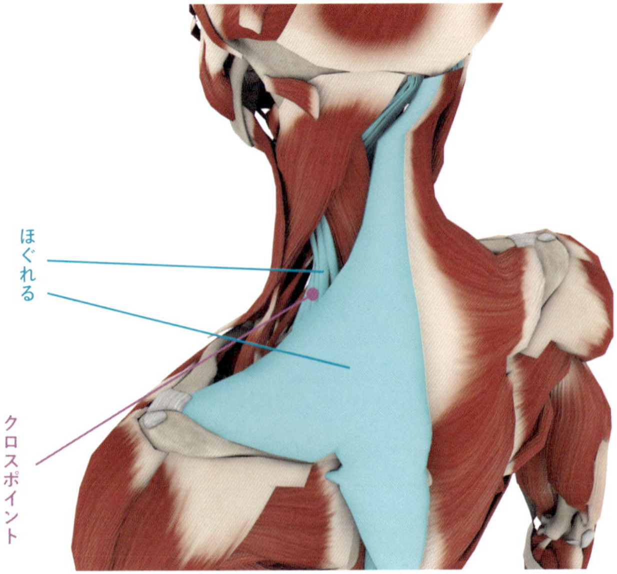

1
肩をすくめたときにくぼむ
両側の首の下の部分に
腕をクロスさせながら指を当て、
背骨の方に向けて指圧していく

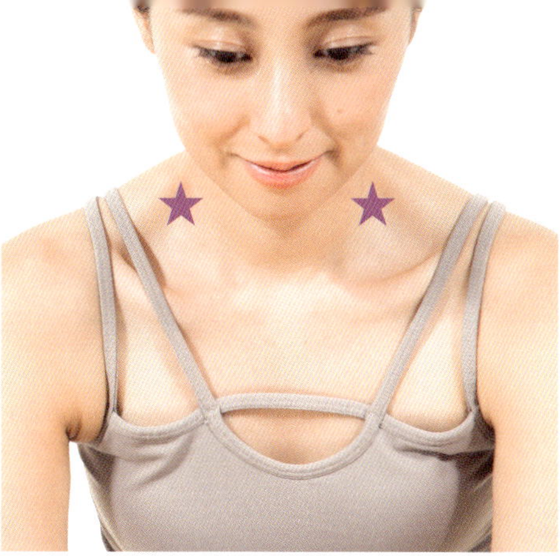

2
手はそのままに、
肩を落とす

3
頭を前後に
2、3回倒す

4
今度は頭を左右に
2、3回倒す

5
最後に頭を
グルグル回す

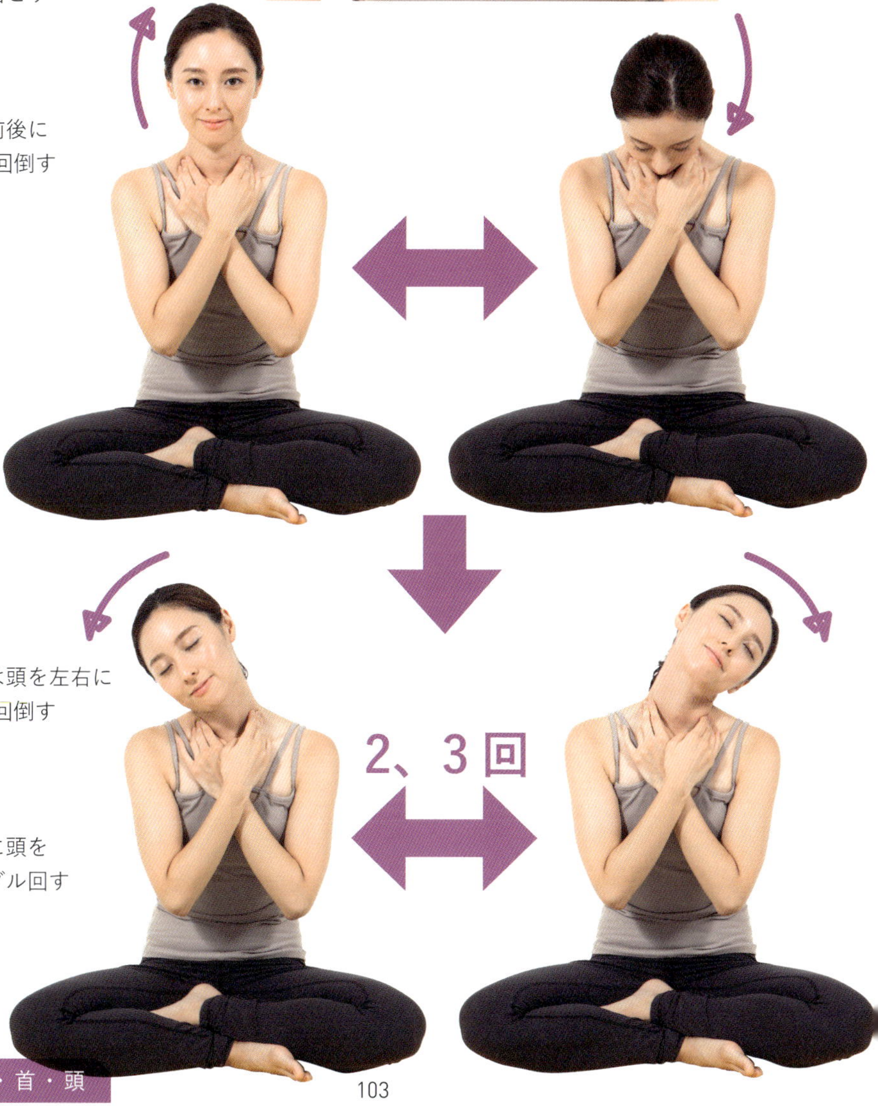

# 10 背骨反りストレッチ

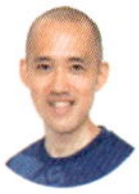

スムーズに歩く・走るためのポイントは背骨にもある。
歩く・走るときは重心を前に移動させるため、少し背骨を反らし、胸を張るような感じになるのだけど、そもそも背骨が固いと反らすことができずスムーズに前に進むことができない。
脇の下をさすって万歳で深呼吸して、背骨の柔軟性を高めましょう！

腰痛持ちだけど、めっちゃ気持ちよさそう！！！やってみたい！

背骨反ってから脱力したら一気に呼吸が深くなった

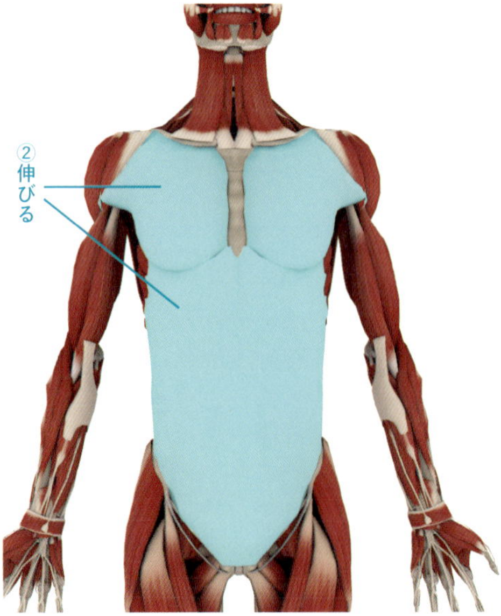


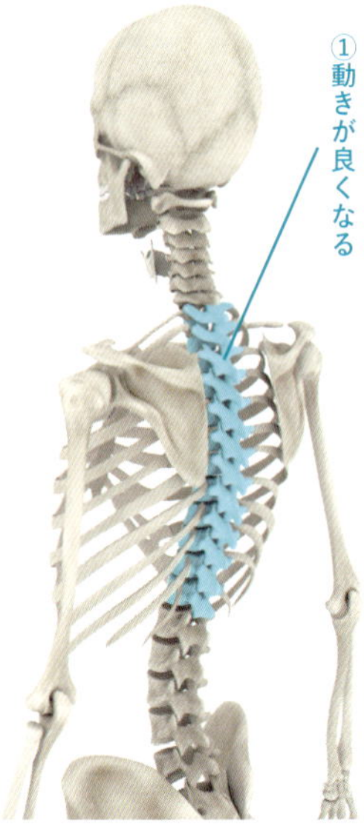

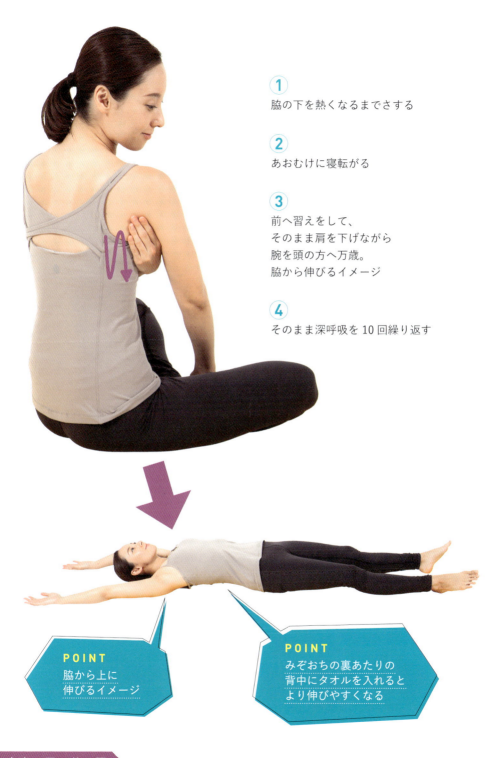

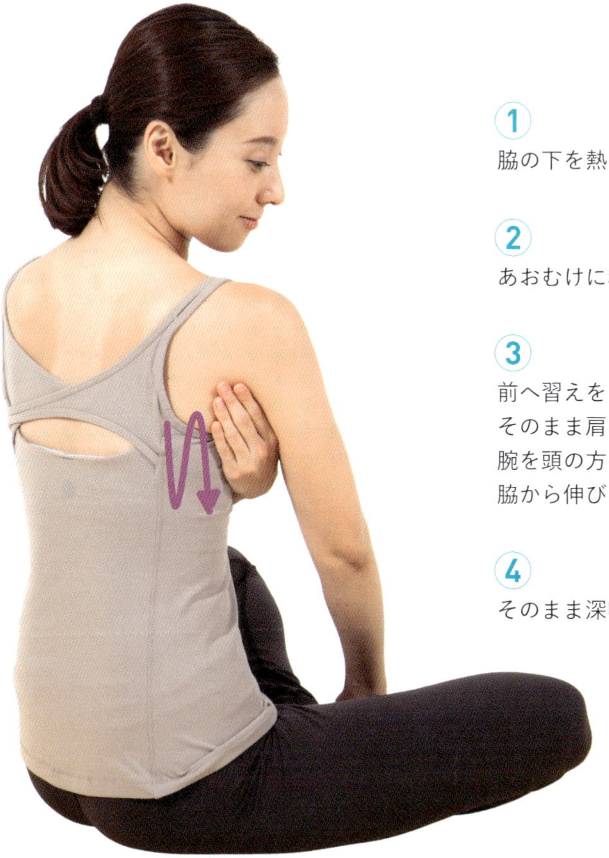

**1**
脇の下を熱くなるまでさする

**2**
あおむけに寝転がる

**3**
前へ習えをして、
そのまま肩を下げながら
腕を頭の方へ万歳。
脇から伸びるイメージ

**4**
そのまま深呼吸を 10 回繰り返す

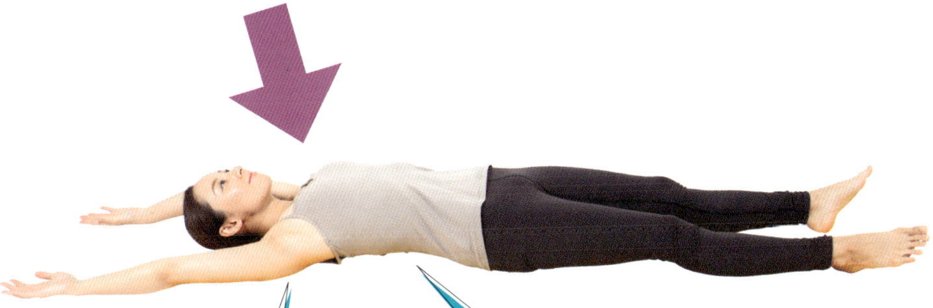

**POINT**
脇から上に
伸びるイメージ

**POINT**
みぞおちの裏あたりの
背中にタオルを入れると
より伸びやすくなる

# 11 横捻りストレッチ

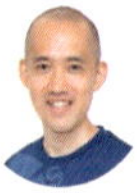

猫背　巻き肩　肩コリ　反り腰　腰痛
などオールマイティに効くのがこのストレッチ。
胸を伸ばすため猫背や肩コリ、腰と繋がりのある脇腹も伸びるため反り腰や腰痛に効く。
胸を開いた状態で肋骨を膨らますように深呼吸 10 回やると胸と脇腹がゆるむので、力まないようリラックスしながら行いましょう！

深呼吸するのとしないのとでは、全然違いますね！

腕が床からだいぶ離れてしまう……。固まってる証拠だなー

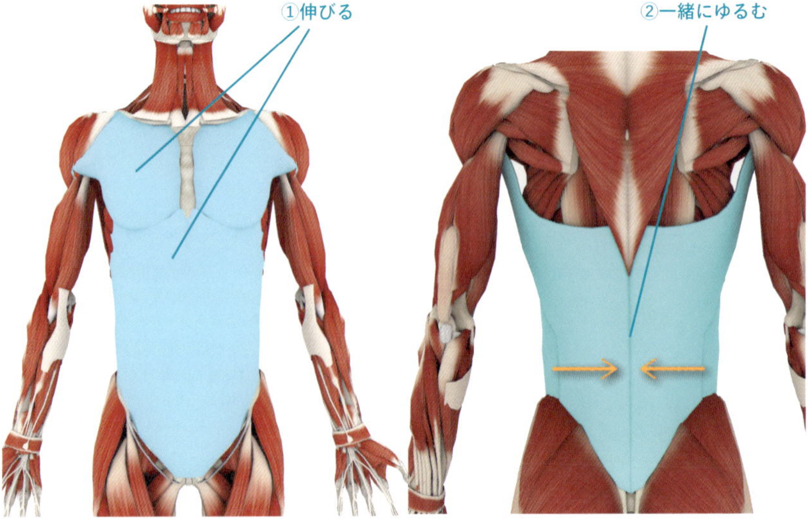

**1**
両脇の下をそれぞれ
熱くなるまでさする

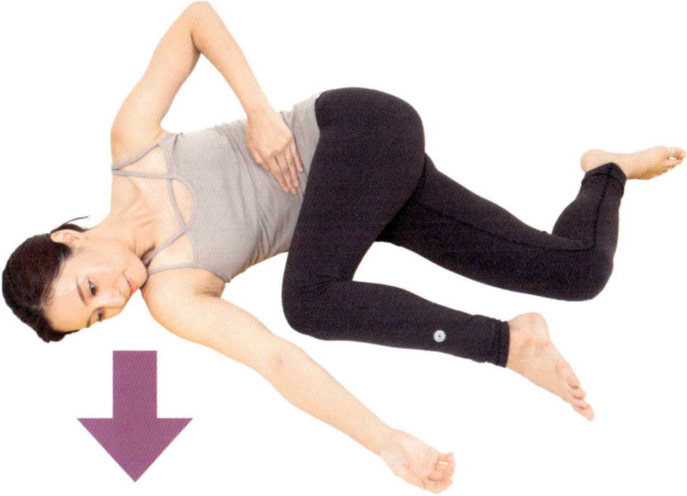

**2**
右側を下にして
横向きに寝転がる

**3**
みぞおちを丸め込む

**4**
右腕を膝に当てて、肩をぐっと下げる

**POINT**
腕は真横より気持ち上の方に広げると
胸や脇腹が伸びやすくなる

**5**
右手のひらを上に向ける

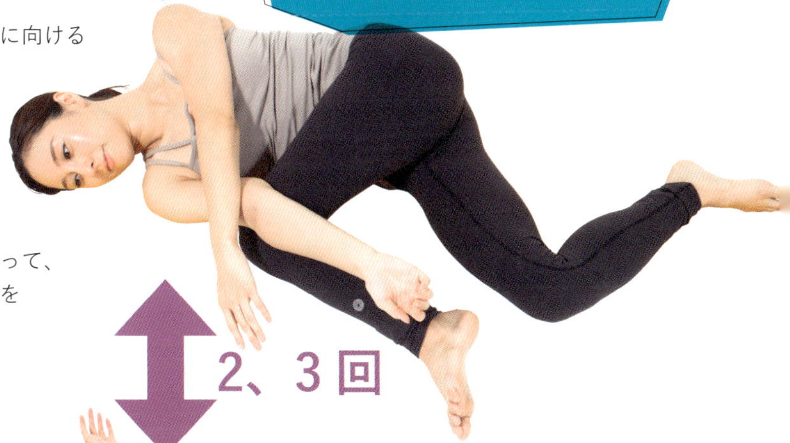

**6**
そのまま息を吸って、
吐きながら左腕を
横に広げていく

2、3回

**7**
吸いながら戻し、
吐きながら広げるのを
2、3回繰り返す

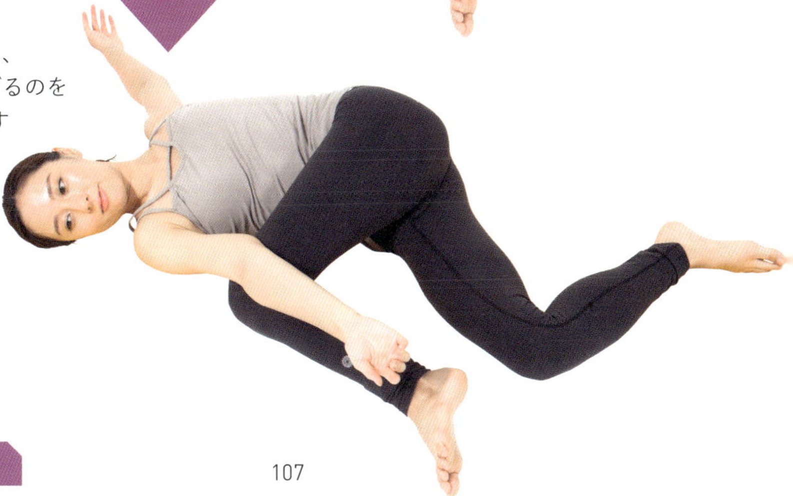

**8**
反対側も行う

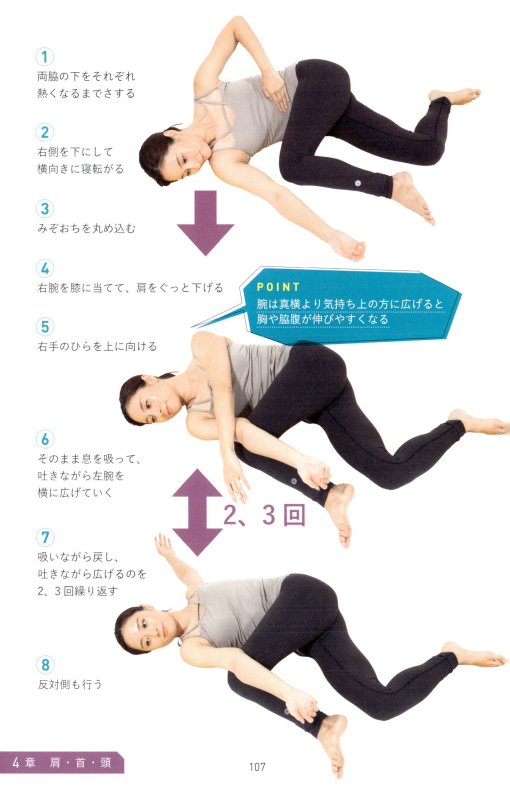

# 12 胸ストレッチ

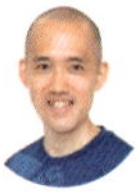

肩が凝ってる人ほど肩が上がりつつ前に入ってる。それは胸の筋肉が固まっているから。
なので肩コリの人は壁に手をつけて体を捻って胸を伸ばすと良い。
そして脇腹を肘でさするとさらに捻れるので、このやり方が特にオススメ。
ガッツリ伸ばしてそこで深呼吸2、3回やると肩周りがスッキリしますよ！

狭い部屋でもできる運動で、どこでも重宝しそうですー

すごく気に入ったので職場でも広めています！

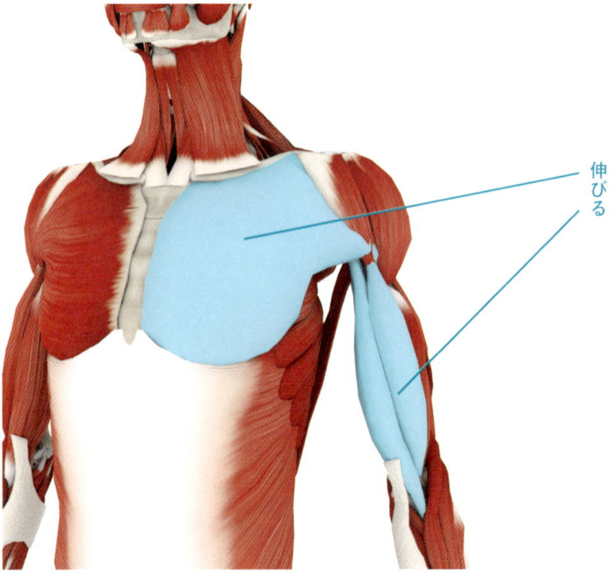

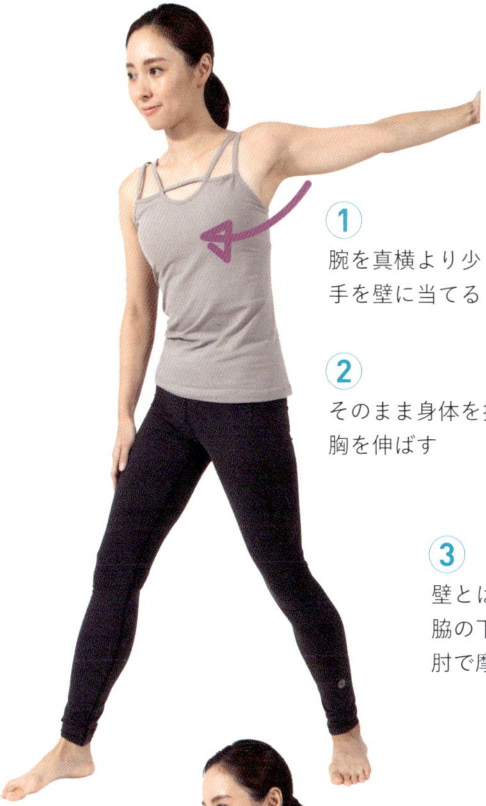

**POINT**
脇の下をさすると肋骨が動きやすくなって、身体を捻りやすくなる

**1**
腕を真横より少し上げて、
手を壁に当てる

**2**
そのまま身体を捻って
胸を伸ばす

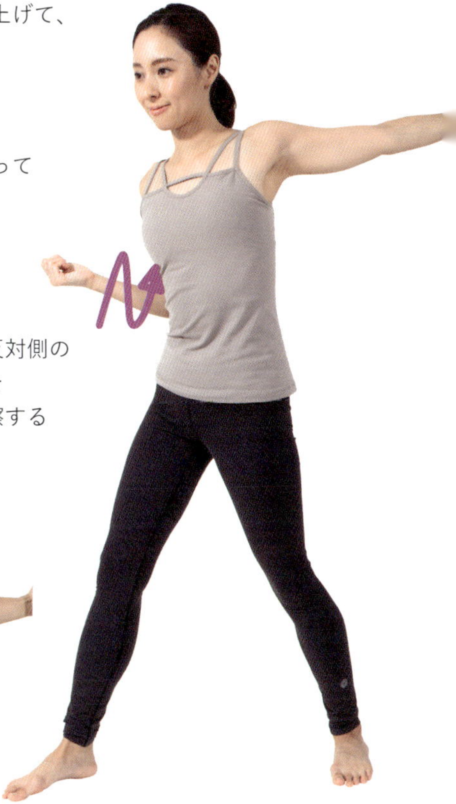

**3**
壁とは反対側の
脇の下を
肘で摩擦する

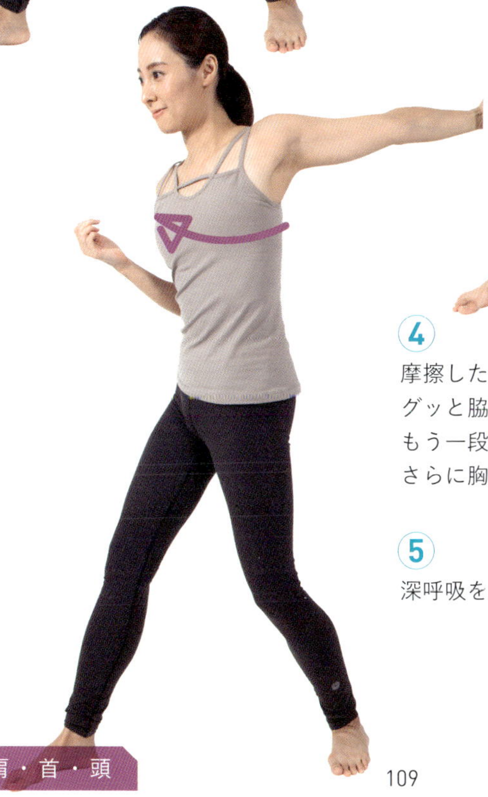

**4**
摩擦した方の肩を下げて、
グッと脇を締めたまま
もう一段階身体を捻り、
さらに胸を伸ばしていく

**5**
深呼吸を 2、3 回行う

# 13 脇腹ストレッチ

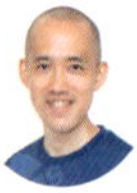

肩コリ　腰痛　背部痛
の方にお勧めなのが脇腹のストレッチ。
脇腹の筋肉は、腰・背部・肩に影響を与える。
そのためこのストレッチをやるだけで、３部位をまとめてゆるめることができる。
ポイントはしっかり腕を引っ張ること！
お悩みの方は朝晩やってみましょうー！

これやったら一瞬で腰の痛さが取れました！

ドライブ中などに座りながらやっています。すごく楽になります

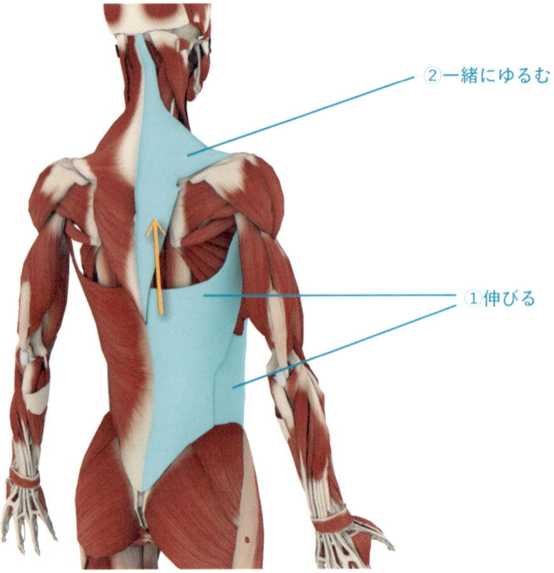

1

前腕の小指側を熱くなるまでさする

2

そのまま小指側の方を持って
足をクロスして万歳をする

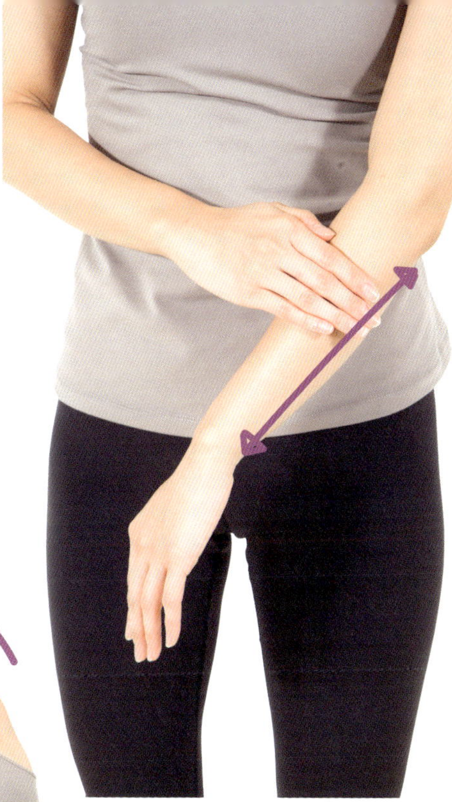

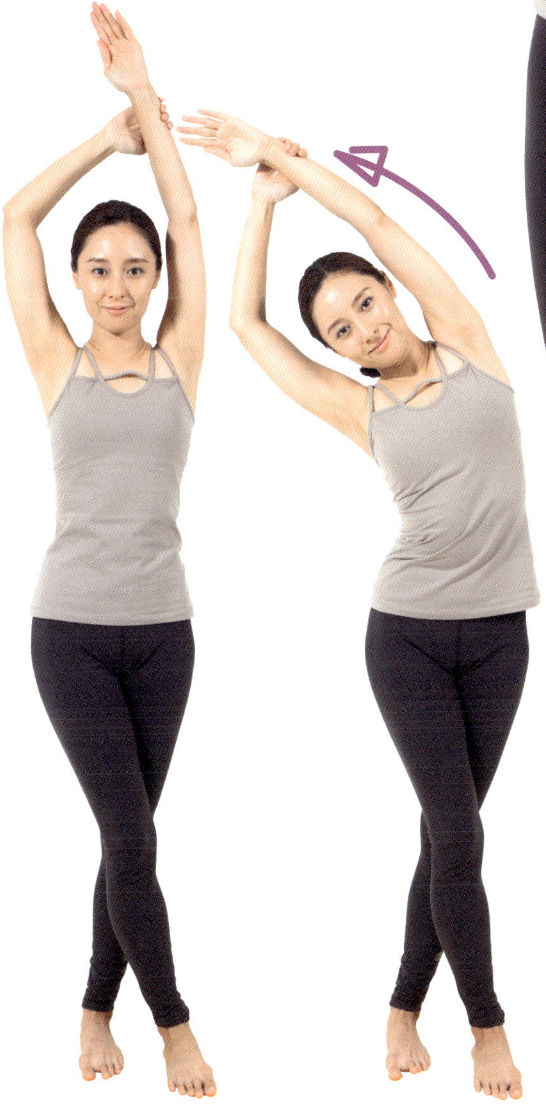

3

息を吸って吐きながら
腕をグーッと横に引っ張っていく

4

息を吸いながら戻し、
吐きながら引っ張るのを
2、3回行う

# 14 肩甲骨の間ストレッチ

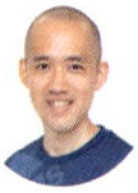

手が届かない肩甲骨の間は、腕の小指を摩擦で熱くなるまでさすって、その後そこを引っ張ると気持ちよくストレッチすることができる。
なぜなら腕の小指側は脇を介して肩甲骨の間の筋肉と繋がっているから。
仕事や家事育児が一息ついたら、これでゆるめてあげましょう！

マッサージでもほぐせない肩甲骨の間が伸びて気持ちいい！

こんな動き考えつかなかったけど、たしかに伸びそう

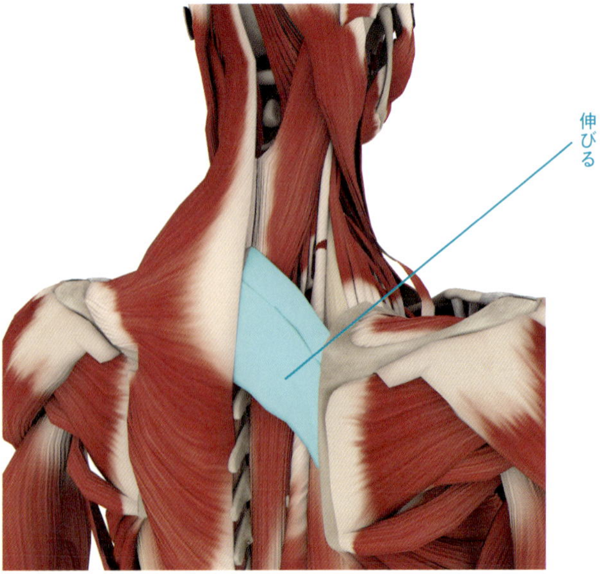

1

前腕の小指側を熱くなるまでさする

2

そのまま腕の小指側の方を持ちながら、
足をクロス

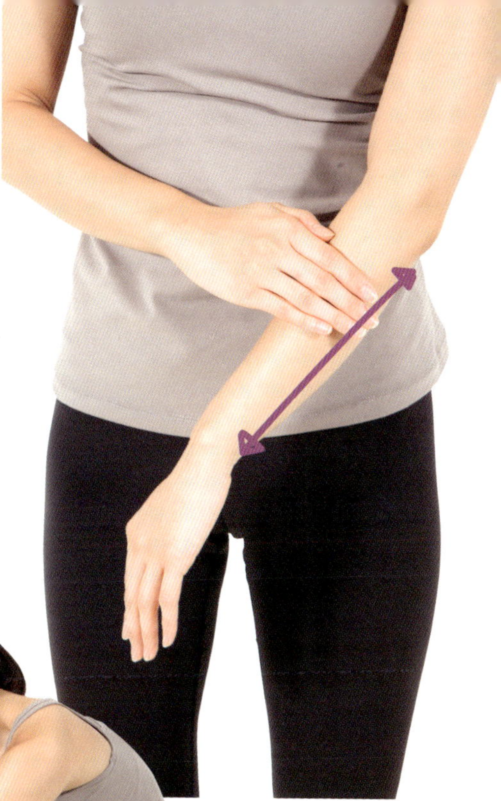

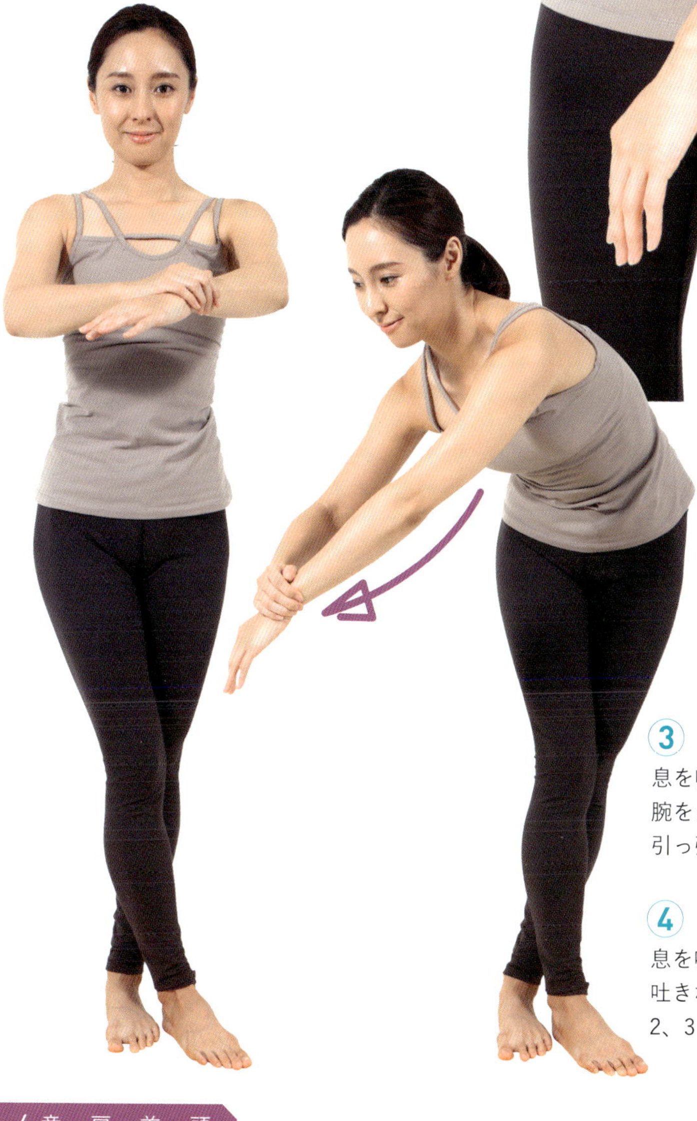

3

息を吸って吐きながら
腕をグーッと斜め前の方向へ
引っ張っていく

4

息を吸いながら戻し、
吐きながら引っ張るのを
2、3回行う

COLUMN

# 「脇が甘い」の本当の意味

「脇が甘い」という言葉はよく聞きますよね。

辞書で意味を調べてみると、次のように書かれています。

「相撲で、脇をかためる力が弱いために、相手に有利な組み手やはず押しを許してしまうさま。転じて、守りが弱いさま。「警備体制の―・い」」（『デジタル大辞泉』）

しかし、相撲に限ったことではなく、その他のサッカーやラグビーといったスポーツにおいても、「脇が甘い」と本当に守りが弱くなってしまうのです。

どういうことかといえば、４章冒頭で紹介した「脇の下にある、肩を下げる筋肉」である前鋸筋を使えていないということ。前鋸筋は体幹の働きを直接左右するので、ここが使えていれば衝撃をいなすことができて当たり負けせず、ここが使えていないとぶつかられたときにすぐに体勢を崩してしまいます。

あなたがスポーツをやっていればもちろん意識していただきたいですが、そうでなくとも、あなたが好きなスポーツ選手の動き方を「脇と体幹」に注目して見直してみるのも面白いと思います。

# 5章

# 10秒で緊張知らず！
# 肘・手首・手ストレッチ

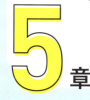

# 小指・薬指を使えるようになると全身が整いだす

## ◆親指・人差し指ばかりを使うと身体が力んでしまう

手指の役割には、それぞれ次のような役割があります。

・親指と人差し指→力を出す
・中指→「親指と人差し指」と「小指と薬指」を繋ぐ
・小指と薬指→安定させる・動きを作る

親指と人差し指は人間の指の中で最も使われる指ですよね。しかし、多用しすぎて固まってしまうことがよくあります。すると、この2本の指に関係する前腕の親指側から、力こぶと肩の筋肉を経由して、胸の筋肉（大胸筋）にその固さが伝わり、

・猫背や巻き肩などの不良姿勢
・手首や肘の痛み

・肩コリや肩関節の痛み

などを引き起こしてしまうのです。

### ◆中指の付け根を意識することが、力の使い方を整えるポイント！

そこで必要になってくるのが小指・薬指です。小指と薬指は指の中で最も使いづらい指ですが、これらの指は腕や肩を安定させ、滑らかな動きを作ります。

なぜなら、前腕の小指側を通りながら、脇の前鋸筋と繋がっているからです。

よって、親指側と小指側の力みのバランスを取ることが重要で、そして親指側・小指側の力みのバランスを取るのが、「つなぎ役」である中指です。その付け根にはクロスポイントが存在します。

試しに、手を中指の付け根から握るイメージでグーッと握ってみましょう。中指・薬指・小指もしっかり握れて、満遍なく力が入っている感じがしませんか？

こうなれば、手首や肘、肩などの痛みや動きの悪さは解消されますし、体幹や下肢の動きも良くなるため、スポーツのパフォーマンスアップにもつながるのです。

本章の肘・手首・手ストレッチを通して、全身のバランスを整えましょう。

# 01 力こぶほぐし

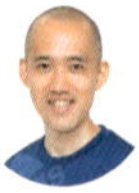

猫背や巻き肩、肩の前側が痛む人に共通するのは力こぶの上腕二頭筋が固いこと。
ここは肩の前や胸の筋肉と繋がりがあるので、上腕二頭筋が固まるとこれらの筋肉も固まり、猫背・巻き肩・肩の前側の痛みを引き起こす。
なので、これらで悩んでる人は力こぶの真ん中あたりをほぐすことをオススメします！

デスクワーク中にやるのが癖になってしまった

力こぶをほぐすと自然と腕を下ろしたくなる。不思議！

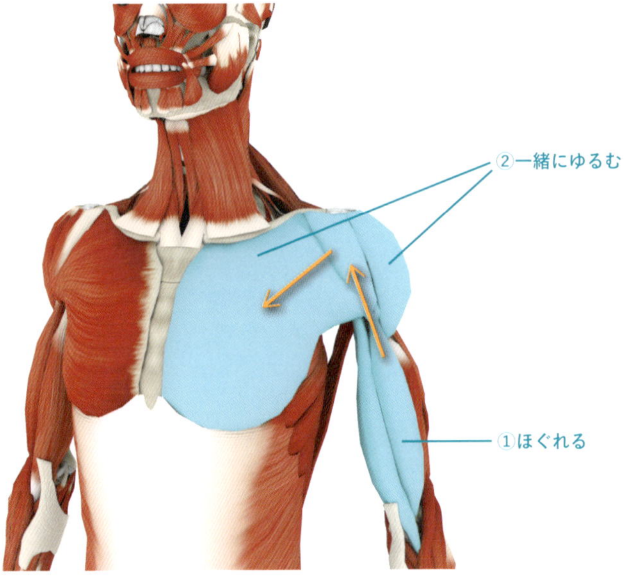

1
力こぶに指を当ててつまんでいく

2
つまんだまま横に揺らしていく

3
これを上や下まで
満遍なく行っていく

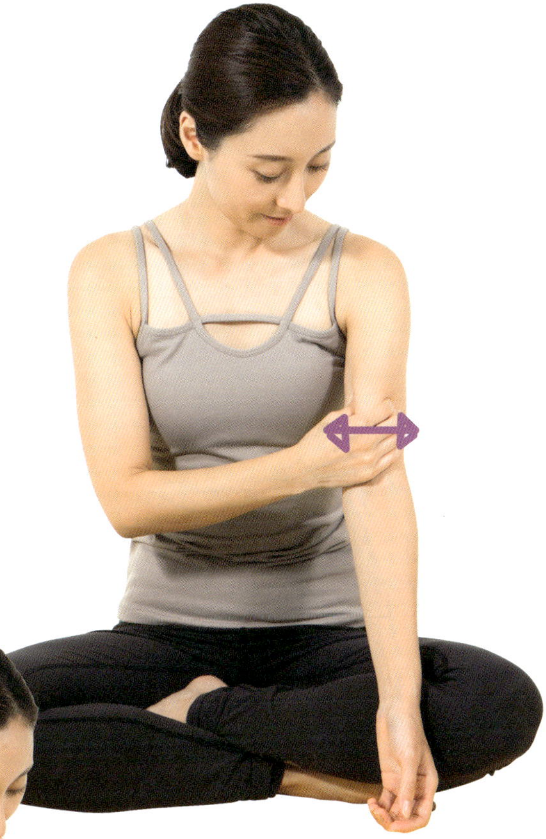

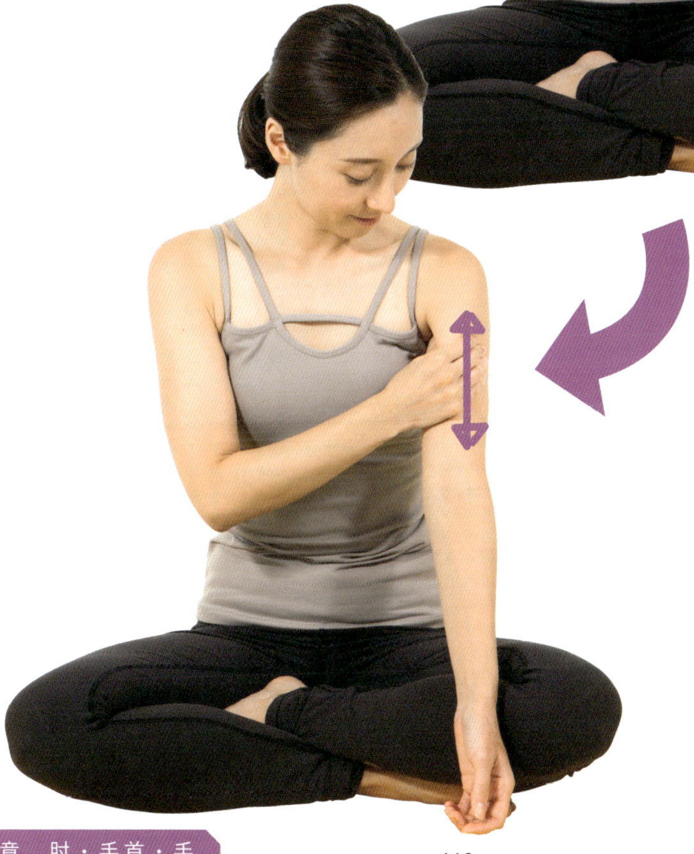

# 02 肘外ほぐし

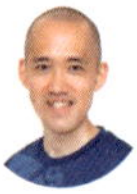

肩甲骨が固かったり、動きが悪い人ほど、肘の筋肉が固い。
それは、肘の親指側にある筋肉が、肩甲骨の動きを悪くする筋肉と繋がっているから。
だから、肘を曲げたときにできるシワの外端あたりをグリグリ押してほぐすと、肩甲骨が柔らかくなる！
ほぐした後、肩を動かすと違いがわかりますよー (^O^)

これをやると手先のほうもゆるむね！

こんなところにこんなに気持ちいいツボがあったとは……

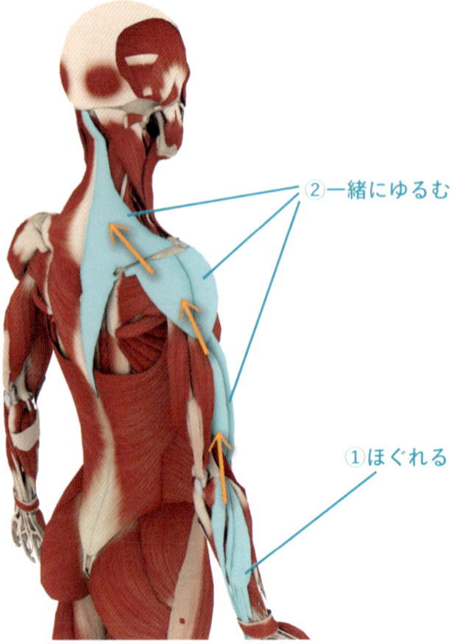

1

肘を曲げたときにできるシワの端に
親指を当てて、そのまま腕の力を抜く

2

その場所をグリグリほぐす

3

周辺もほぐしていく

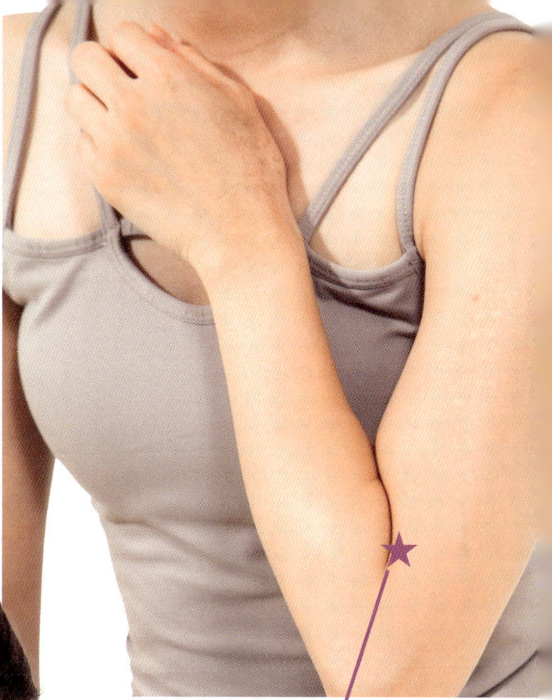


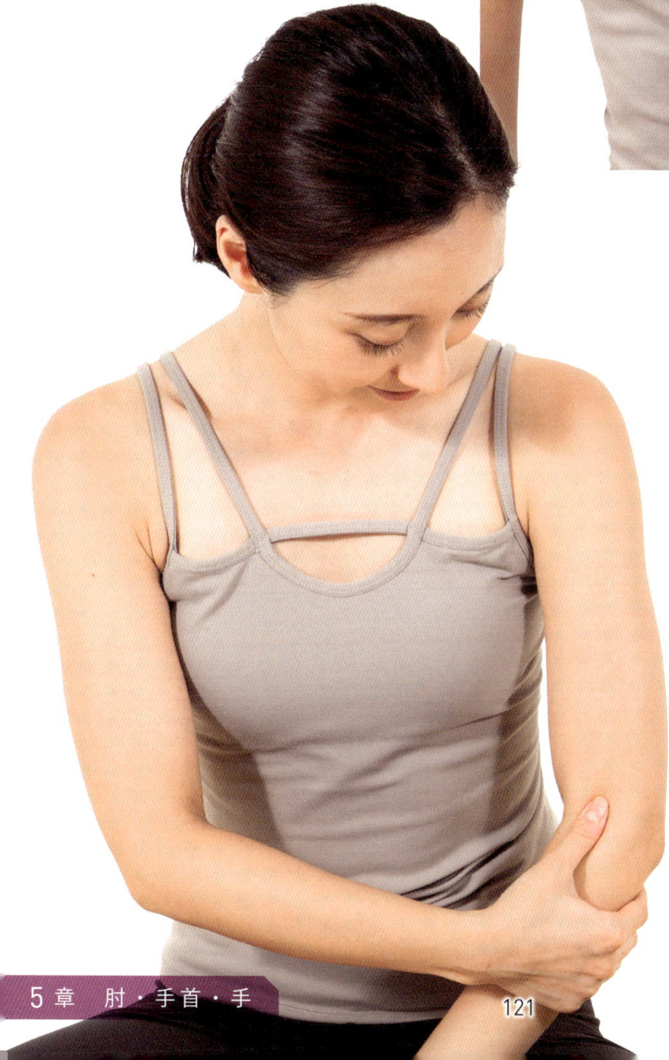

# 03 手首ほぐし

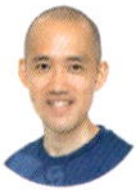

手首が痛い　手がこわばる　指の動きが悪い
そんな人は腕の親指側の骨が前にズレて、手首に詰まりを起こしてる可能性がある。
指の中でも親指が一番力が入る分、そこに関係する筋肉は固まりやすいため、その影響で骨がズレてしまう。
手首の親指側のくぼみに指をひっかけて手前に引くとズレを戻せます！

整形外科で治らなかった肘痛が、5日で緩和された

手先がふわふわした感覚になる。いつも力を入れているんだろうな

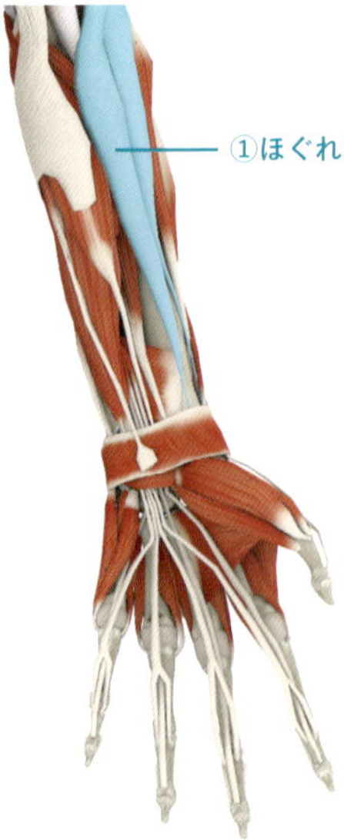


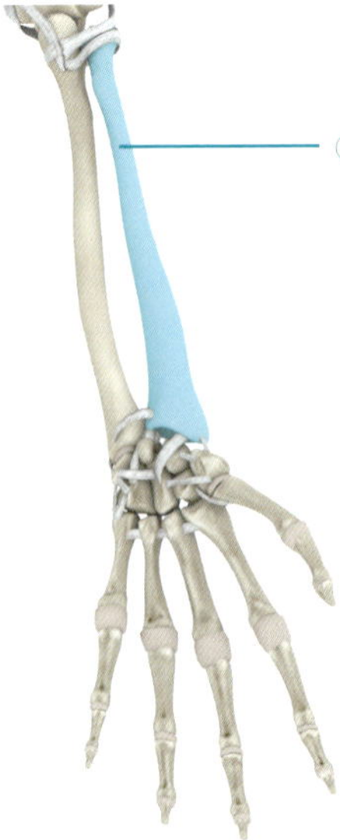

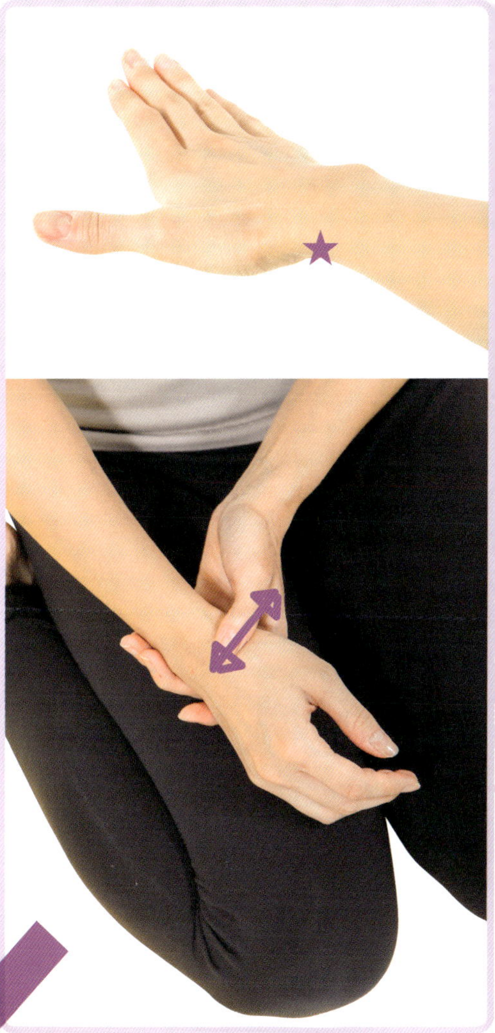

1

手をパーにすると
手首の付け根親指側のあたりに
くぼみができるので、
そこに反対側の親指をかけて
出っ張りに指をひっかける

2

そこをグリグリと
横に切るようにほぐしていく

3

ほぐせたら、
今度はその手首のくぼみに
親指をひっかけて、
肘側にグーッと押し込んでいきつつ、
手首から先を下に倒していく

4

これを3～5回行う

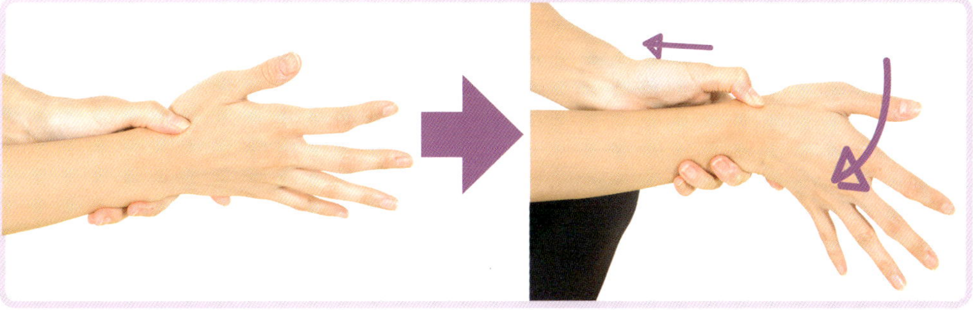

# 04 親指ほぐし

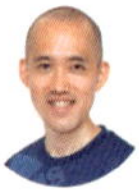

親指　手首　肘　肩
などが痛んだり固まってる人は、親指をほぐすと良い。
親指は指の中でも使いやすく強いため特に固まりやすく、ここは手首以外にも肘・肩とも繋がってる。
手先を使う人は特に固まりやすいため、入念にほぐした方が良いが、結構痛いのでそこは無理しないように！

スマホの使いすぎで痛めていた指がスッキリした

勉強中にペンを持つ手が疲れたらやるようにしています！

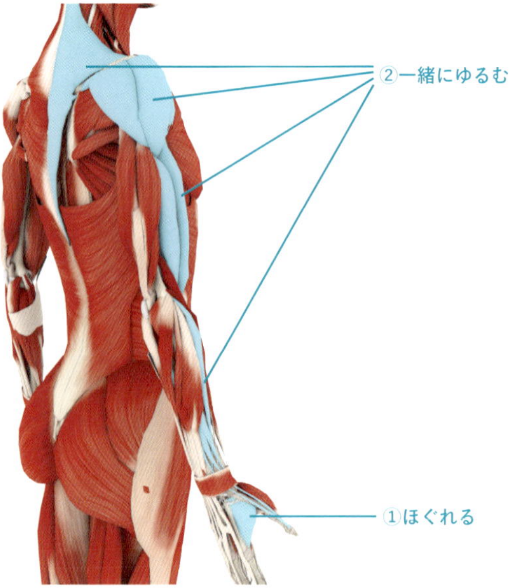

**1**
手をパーにして、
親指と人差し指の間（合谷）を
反対側の手の親指でグリグリとほぐしていく

**2**
すらしながら
周りも入念にほぐす

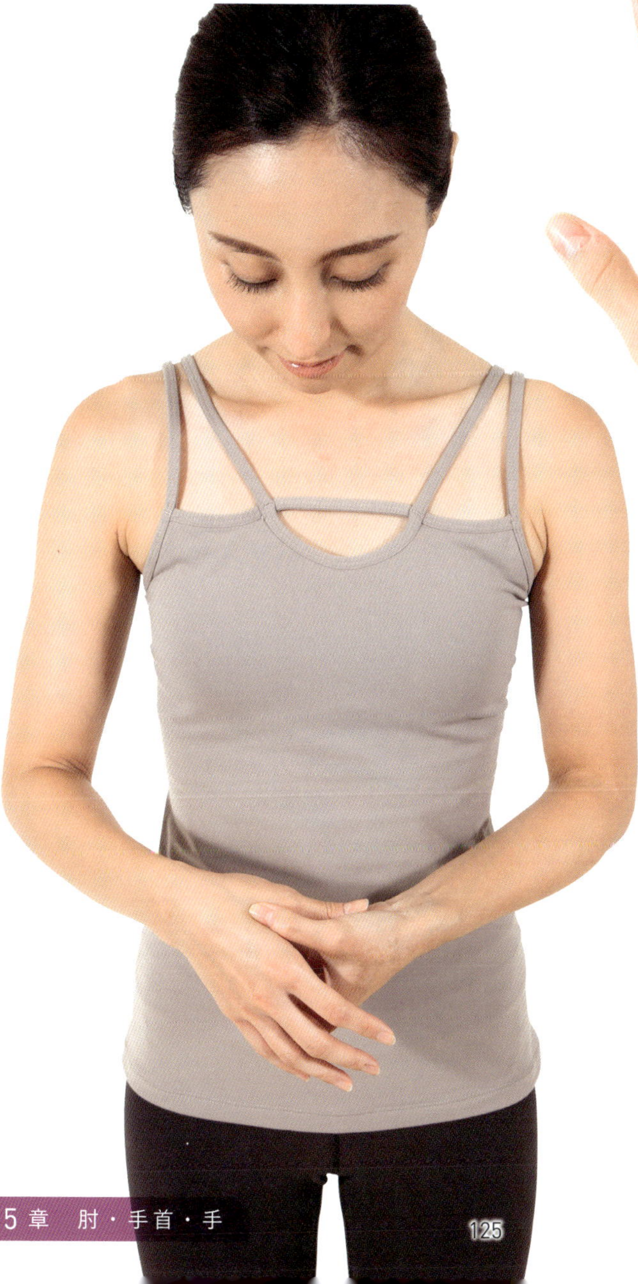

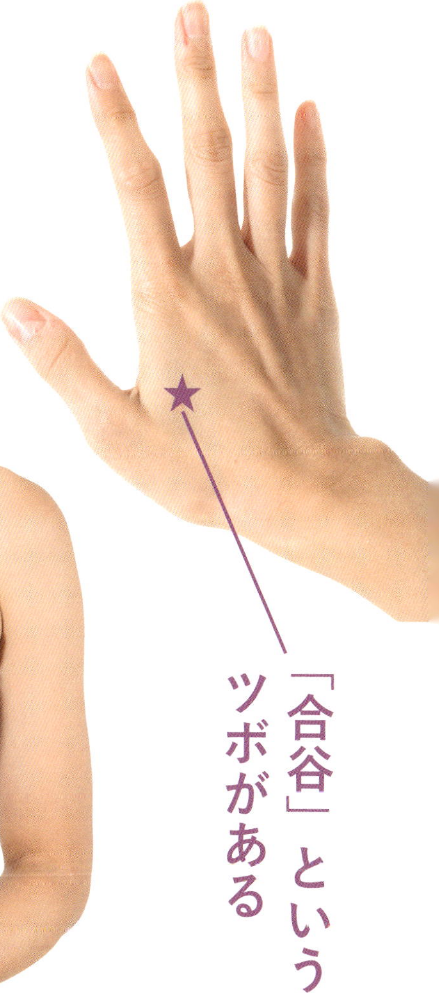

# 05 手首さすり

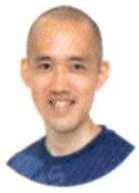

指や手や手首、前腕をよく使い、張りやすかったり痛めやすい人は小まめに手首をさすってください。
ここには指の土台となる骨が存在し、さすることでここがゆるまるため、指や手をスムーズに動かす事ができるようになります。
手首を１周回るような感じでさすると効果的なので、合間にやってみてください！

これすごく気持ちよくて、ずっと前からやってた〜

作業してると利き手ばかり使っちゃうから、こまめにやろうっと

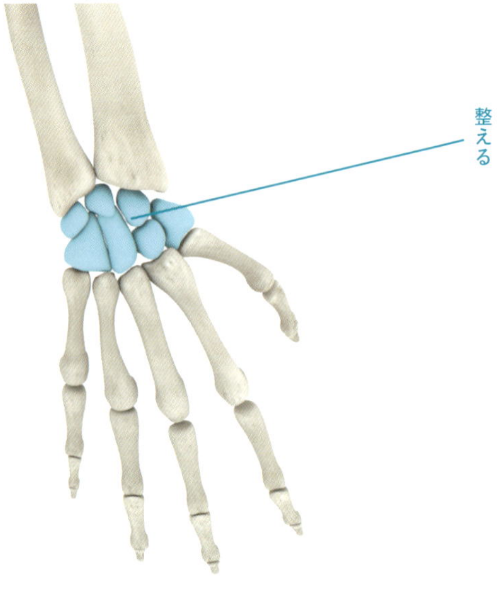

**1**
手首の周りに中指を当てて
そのままぐるっと指を回し、
手首を持つ

**2**
そのまま摩擦で熱くなるまでさすっていく

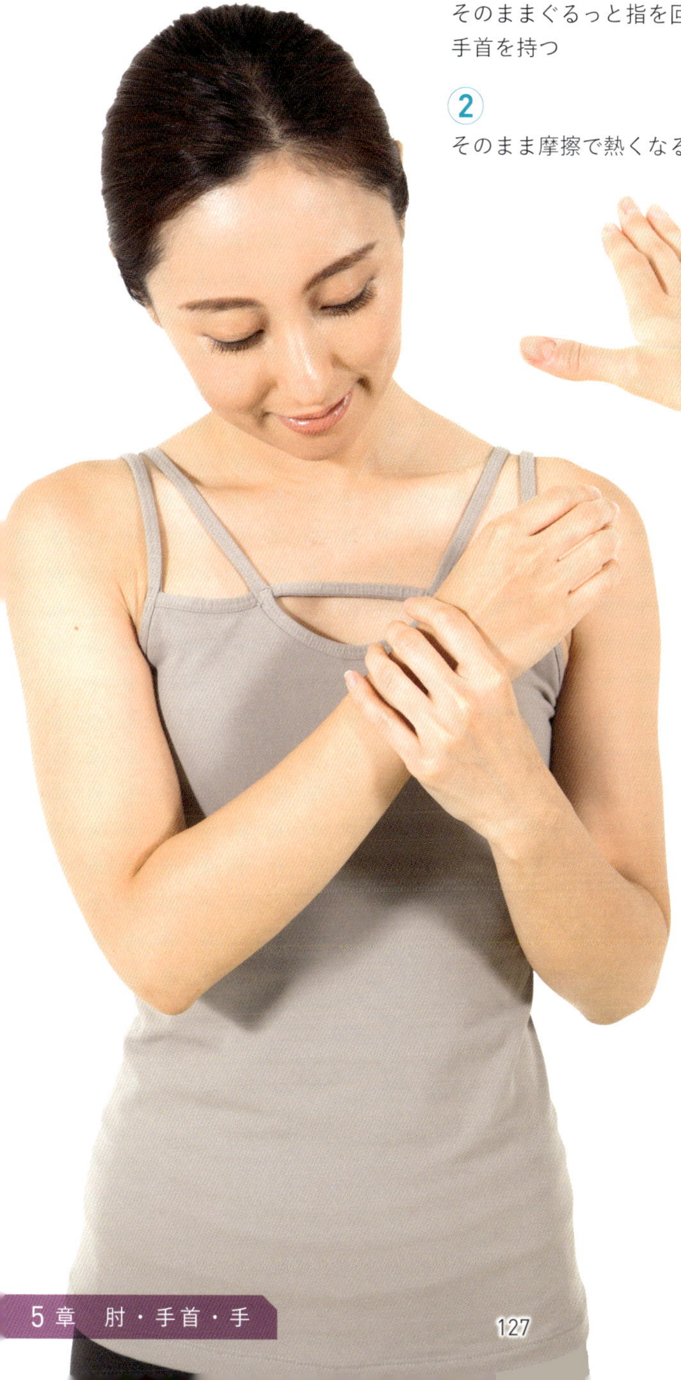

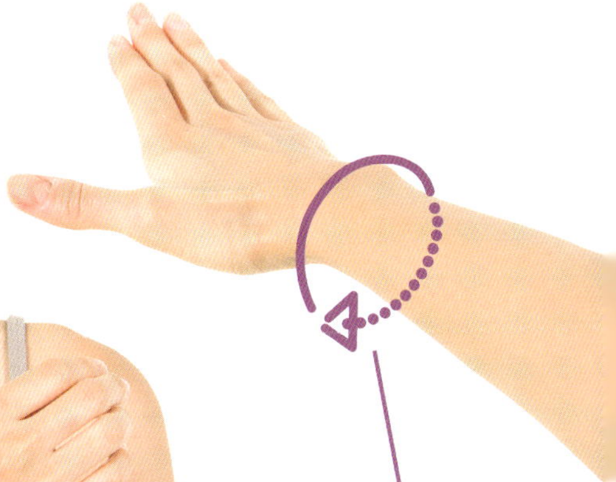

# 06 肘のクロスポイント

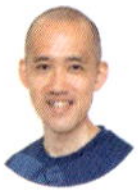

肩が凝る　動きが悪い
など肩に不調がある方は、肩以外に肘の筋肉の働きが低下してる可能性がある。
そんな人は、肘の裏の出っ張りの下を触った後、曲げ伸ばしをするのが良い。
肘の筋肉は脇を介して体幹と繋がっているので、ここが働けば体幹と繋がり、その分肘にかかる負担が軽減する。朝や運動前など身体を動かす前にやると効果的なので、是非そのタイミングで！

肩自体を揉むよりも簡単にほぐれた！ これはいいですね

嘘みたいにあっさり楽になる……どうして？

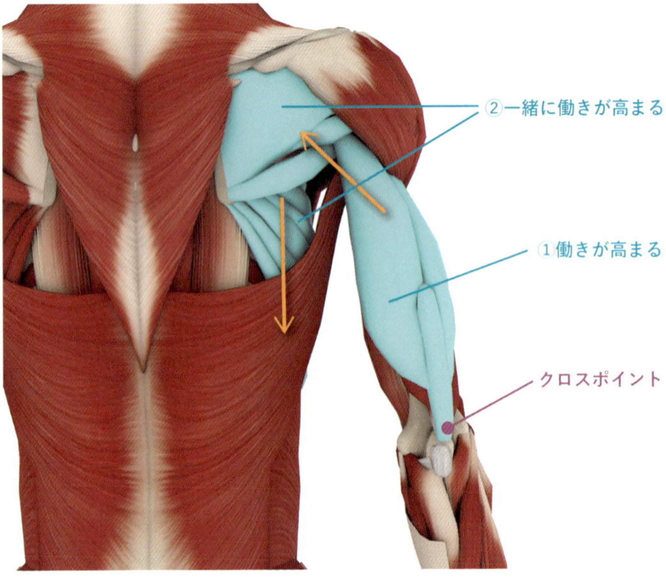

1

肘を曲げ、肘の裏の出っ張りの下あたりを、もう一方の手の指で触る

2

触ったまま 10 回肘を曲げ伸ばしする

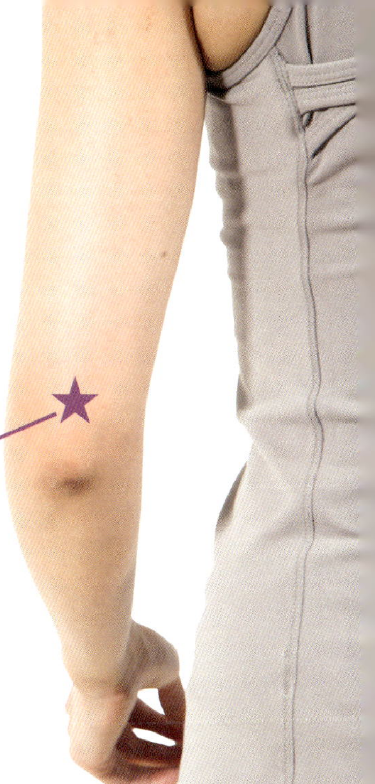

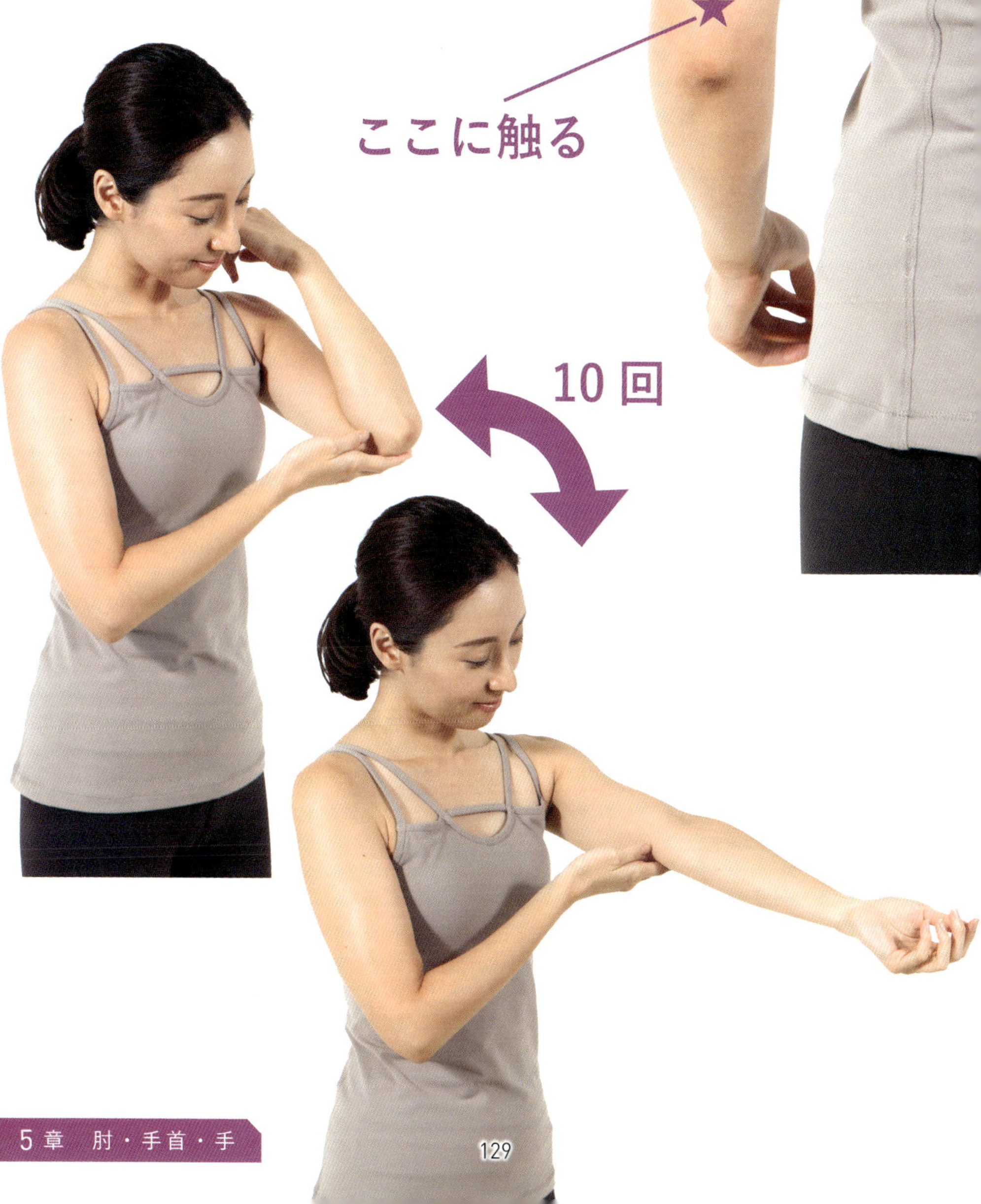

# 07 手のクロスポイント

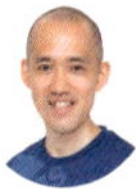

猫背や巻き肩　手首や肘の痛み　肩コリ
がある人は、親指と人差し指を使いすぎている。
そんな人は中指をうまく使えるようになると、小指と薬指を繋いでくれて、すべての指をバランス良く使えるようになる！
中指の付け根を触りながら、そこから曲げる意識でグーパーを 10 回ほどしていきましょう。

これやる前とやった後でグーって握ってみると感覚全然違う！

ドライブで疲れたときにやったらリラックスしてハンドル握れた

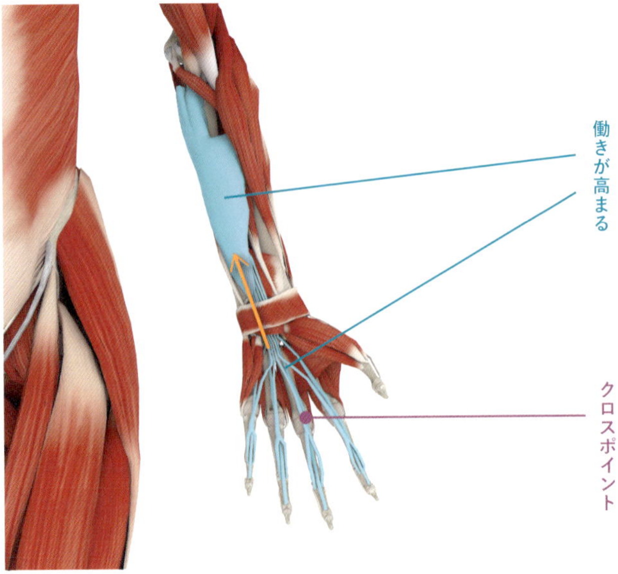

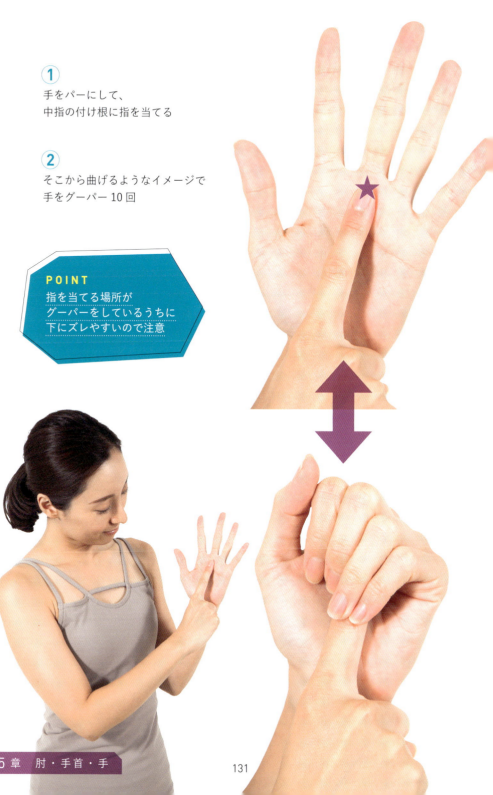

1
手をパーにして、
中指の付け根に指を当てる

2
そこから曲げるようなイメージで
手をグーパー10回

**POINT**
指を当てる場所が
グーパーをしているうちに
下にズレやすいので注意

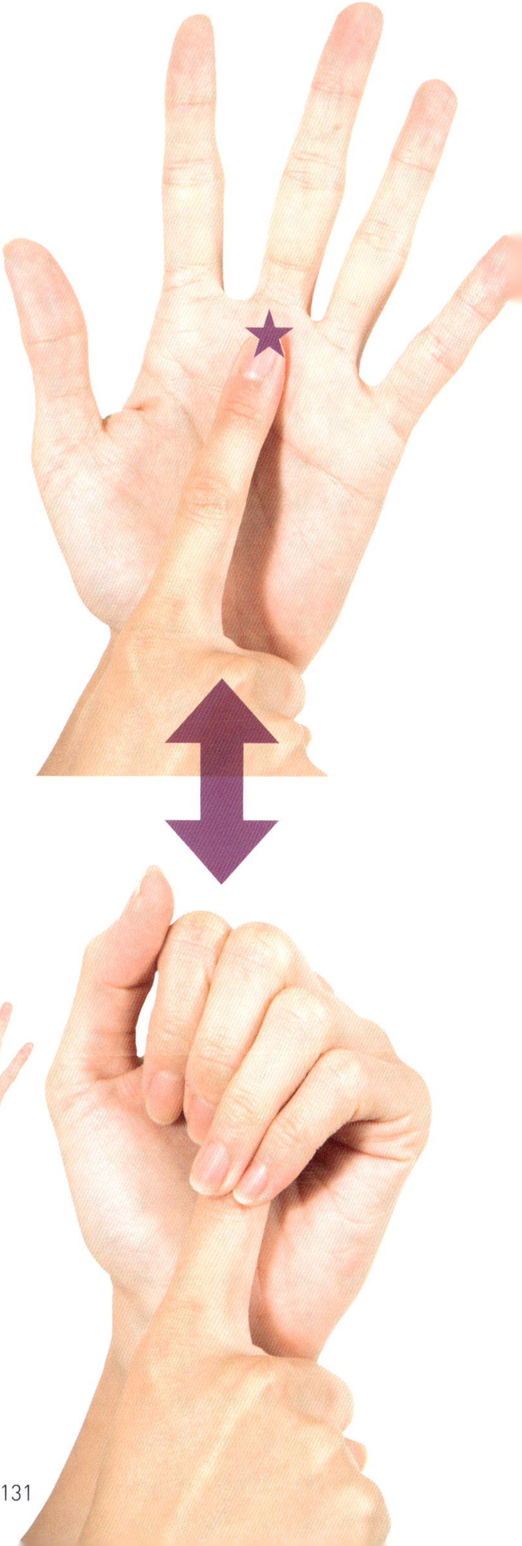

# 08 前腕表ストレッチ

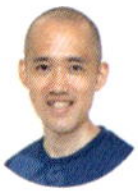

人間の身体の中で特に使用頻度が高い手指。前腕が凝る感覚はないと思いますが、意外とガチガチに固まっています。
前腕と肩は筋肉の膜で繋がっているため、前腕が固まるとその固さが肩にまで伝わって、肩のコリや痛みを引き起こすことがあります。
お悩みの方は下記の手順でストレッチを行ってみてください。
①四つん這いで指を身体の方に向ける。
②そのままお尻を後ろに引く。手のひらが浮いたり、肩が上がらないように注意する。

一日中タイピングしてた日の夜にこれやると最高に気持ちいい！

肘を外側に回転させると伸び感がもっと増しました

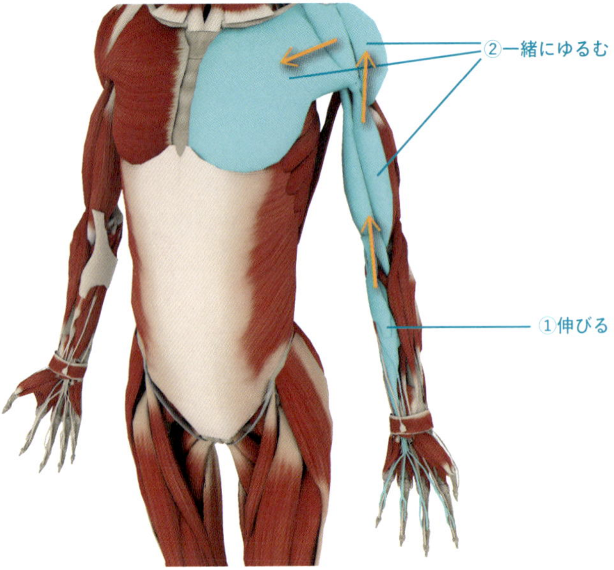

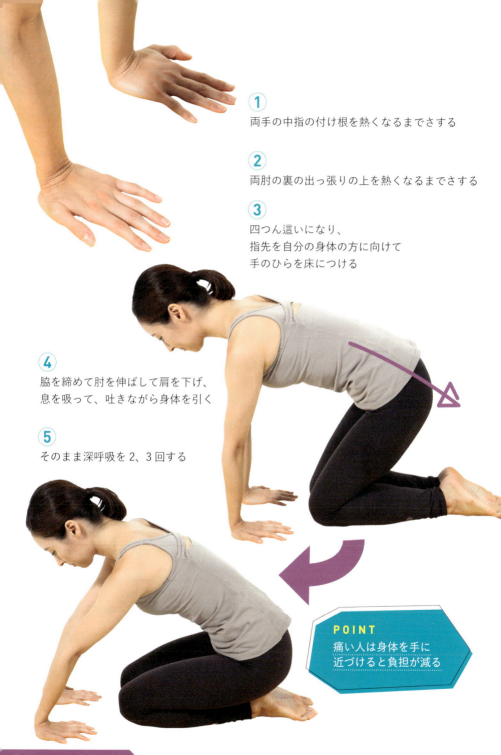

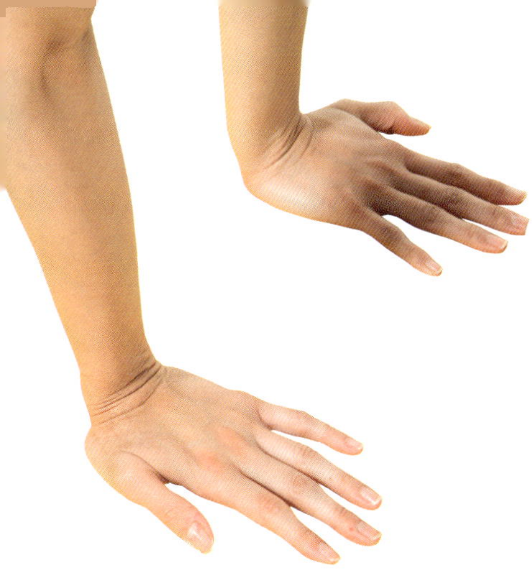

**1**

両手の中指の付け根を熱くなるまでさする

**2**

両肘の裏の出っ張りの上を熱くなるまでさする

**3**

四つん這いになり、
指先を自分の身体の方に向けて
手のひらを床につける

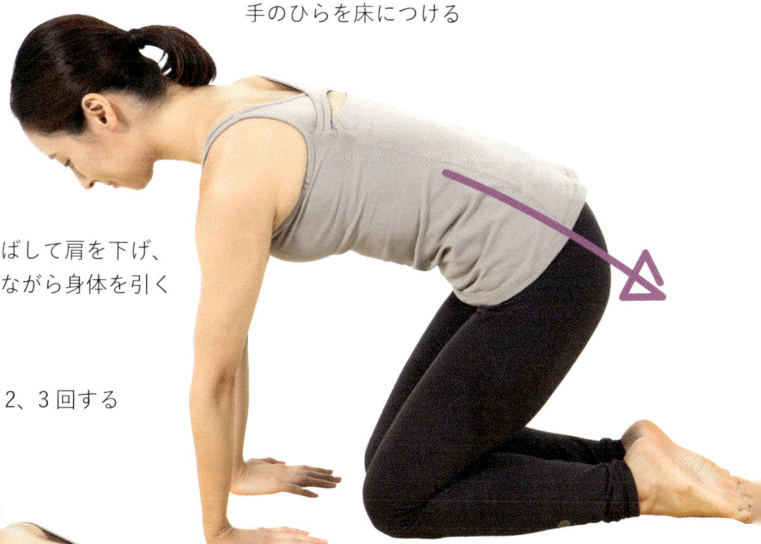

**4**

脇を締めて肘を伸ばして肩を下げ、
息を吸って、吐きながら身体を引く

**5**

そのまま深呼吸を 2、3 回する

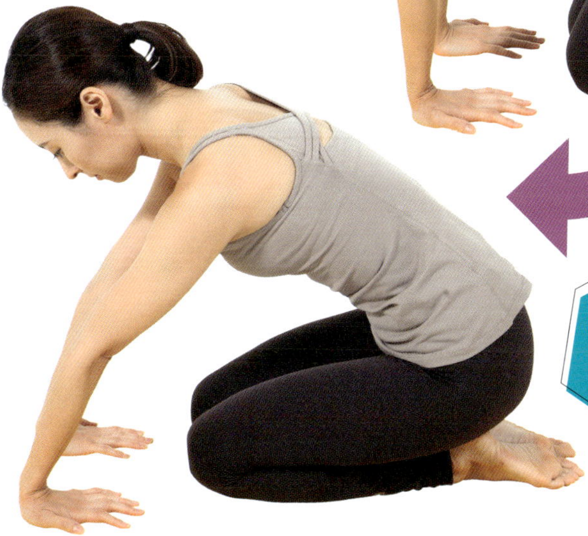

**POINT**

痛い人は身体を手に
近づけると負担が減る

# 09 前腕裏ストレッチ

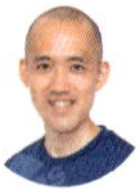

手首・肘・肩に張りや痛みがある人の多くは、親指を使いすぎてるため、前腕の親指側が固まっている。
この筋肉は手首から肘についてて、力こぶを介して肩とも繋がりがあるため、固まると腕全体から肩まで影響を及ぼす。
そのためこれらの関節に不調がある人は、この筋肉を小まめに伸ばしてください！

「こんなところがコルんだ！」という驚きがまず先にくる

手首のほうから力こぶのほうまで、じわーっと余韻が残るよね

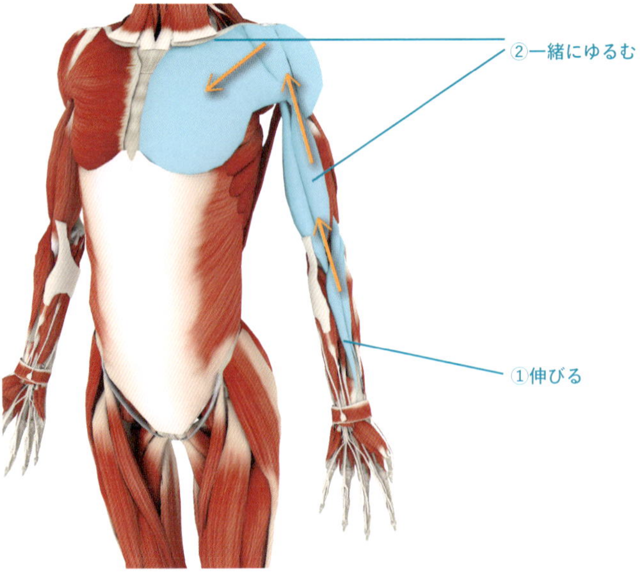

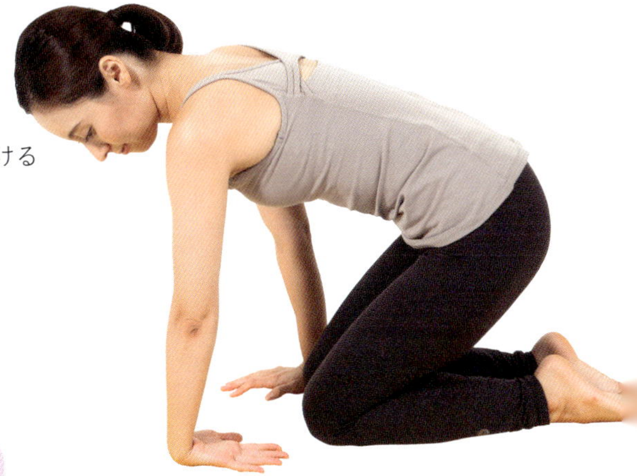

1

膝をつき、手の甲側を地面につける

**POINT**

肘のシワを
前に向けるような感覚で

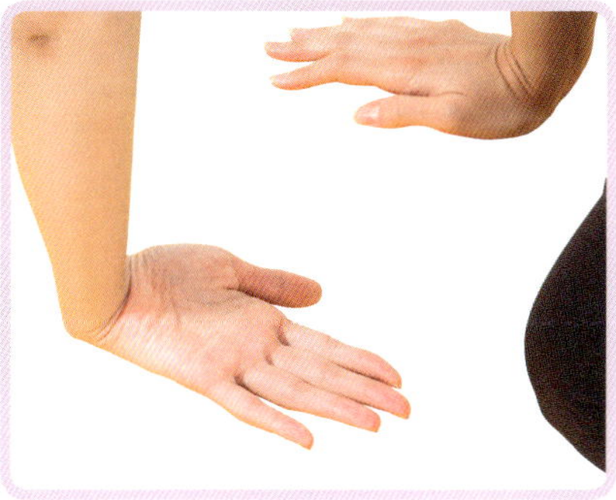

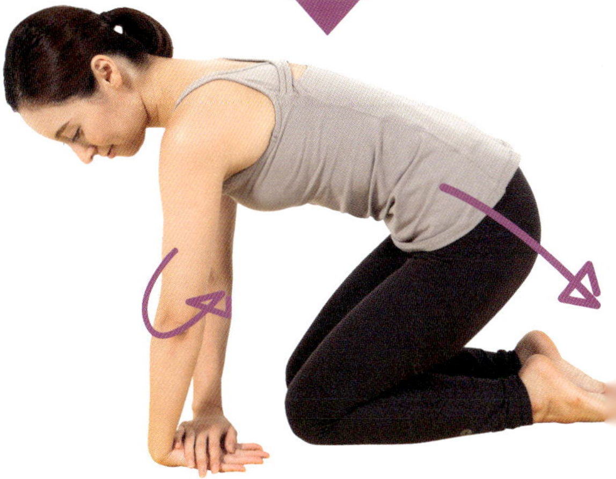

2

肘を外に回す

3

反対側の手で手のひらを押さえる

4

肩を下げ、息を吸って、
吐きながら身体を後ろに引いていく

5

そのまま深呼吸を 2、3 回

**POINT**

痛い人は
身体を手に近づけると
負担が減る

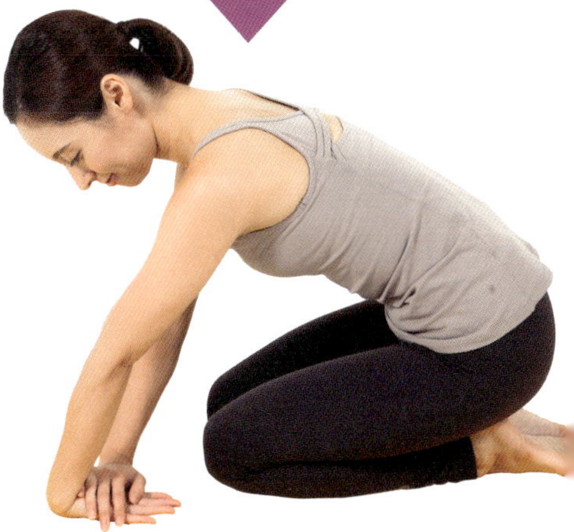

# 10 指弾き

指や手が疲れる　前腕が張る
手の使いすぎによるこれらの症状でお悩みの方は、
親指と人差し指、親指と中指、親指と薬指、親指と小指
という感じで指弾きをやってみてください。
終わった後、指や手や前腕の力が抜け、疲れや張りが解消されてます。
手をよく使う人にオススメですね！　是非お試しを。

左手の人差し指が張っていたのがラクになりました！

これもやる！ 同じ作業を延々とやらされる事が多いから……

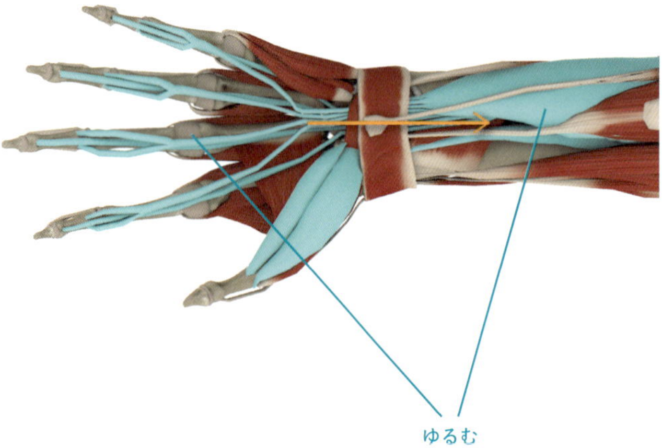

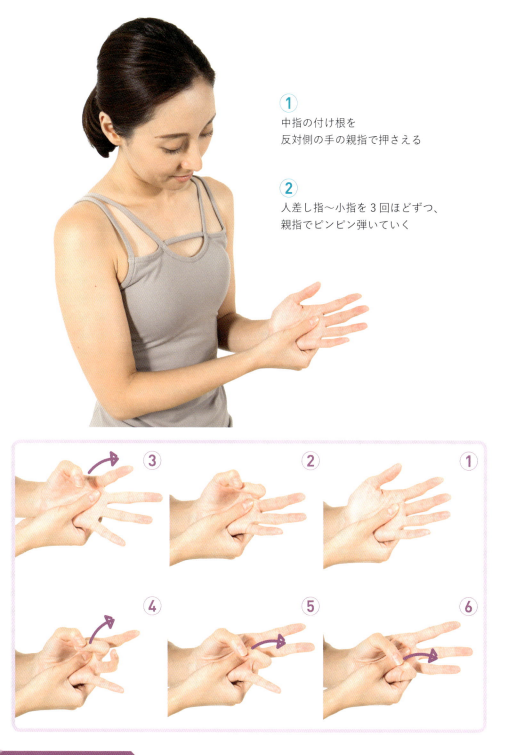

1
中指の付け根を
反対側の手の親指で押さえる

2
人差し指〜小指を3回ほどずつ、
親指でピンピン弾いていく

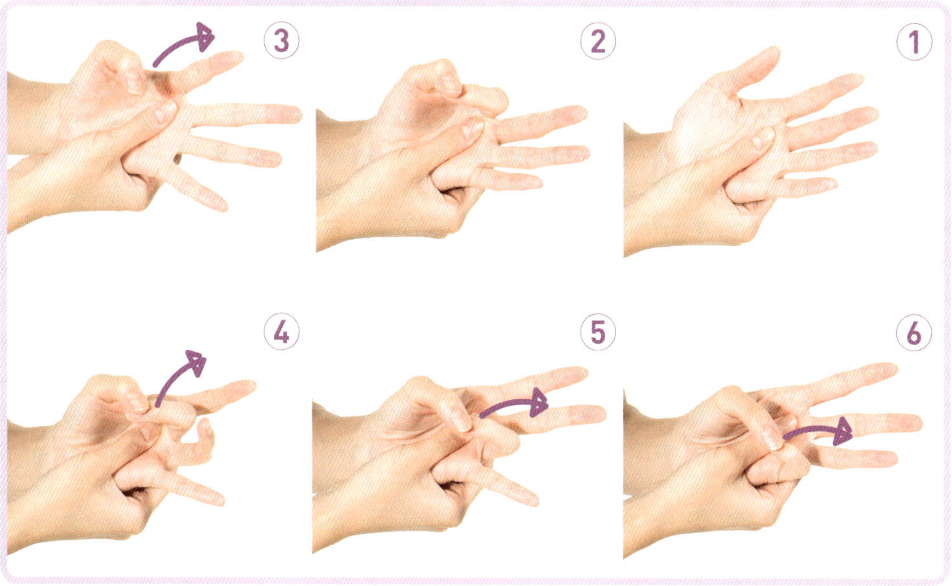

COLUMN

# 手をパーにすると呼吸が深くなる

「呼吸が浅くなってるな……」と感じたときに試してもらいたいのが、「手をパーにして呼吸をすること」。たったこれだけです。

実際に試してみましょう。

親指をギュッと巻き込んでグーを作って深呼吸をしてください。このときの息の吸いやすさや、呼吸の深さを覚えておきましょう。

次に親指を大きく開くようにパーを作って深呼吸をしてください。

いかがでしょうか？　グーのときより息が吸いやすくなり、呼吸が深くなるのがわかると思います。

なぜこうなるのかといえば、東洋医学の考え方で、ツボとツボの繋がりを表す経絡というものがあり、手の親指には肺と深い関係がある「肺経の経絡」が繋がっているからです。グーにして力むと、その肺と親指を繋ぐラインに滞りが生じ、息苦しくなるのです。これは西洋医学的にも、筋膜の繋がりで説明ができます。肺経の経絡上にある筋肉は、筋肉の膜で繋がっているのです。

身体の中心の困りごとが、身体の端から改善できる。これが人の身体の面白いところですね。

# 6章

# ＋αでさらに整う！
# 困りごと別セルフケア

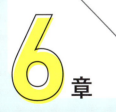

# 01 膝痛解消 もも叩き

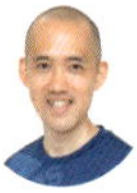

膝が痛い　動きが悪い
そんな人は裏もも・内ももを叩くと良い。
なぜなら膝に痛みがある人の多くは、表ももや外ももが働きすぎて、裏ももや内ももの働きが落ちているから。
そのためこれらの筋肉に刺激を入れて働きを高めるには、叩くのがとても効果的！
膝寄りから股関節寄りまで満遍なく叩きましょう！

毎朝これをやってから出勤するようにしたら、歩いても疲れづらくなった

階段がスイスイ登れるようになって、運動量も増えたと思う！

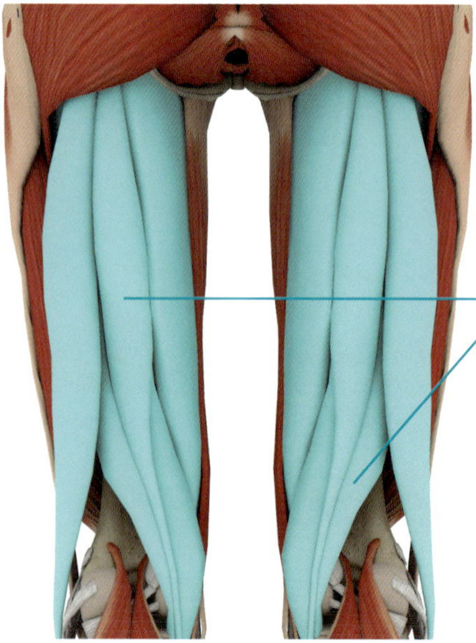

**1**

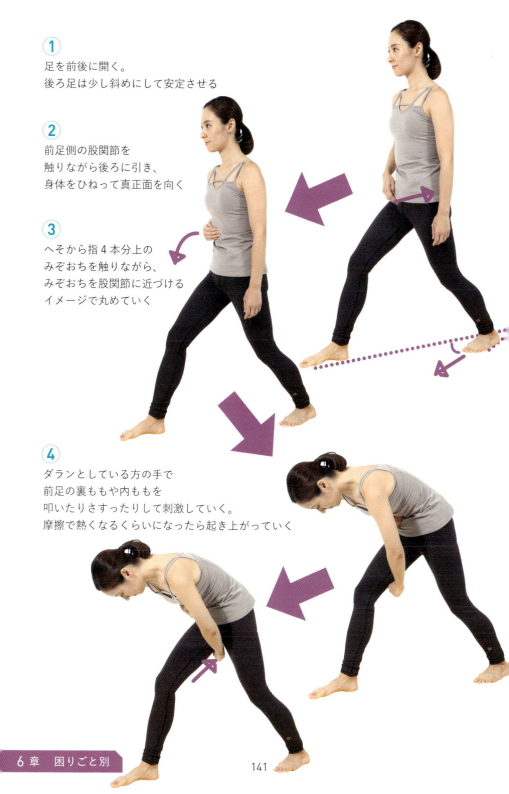

足を前後に開く。
後ろ足は少し斜めにして安定させる

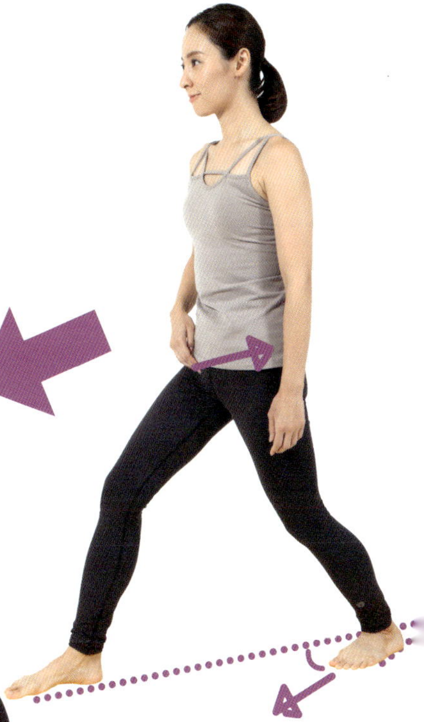

**2**

前足側の股関節を
触りながら後ろに引き、
身体をひねって真正面を向く

**3**

へそから指 4 本分上の
みぞおちを触りながら、
みぞおちを股関節に近づける
イメージで丸めていく

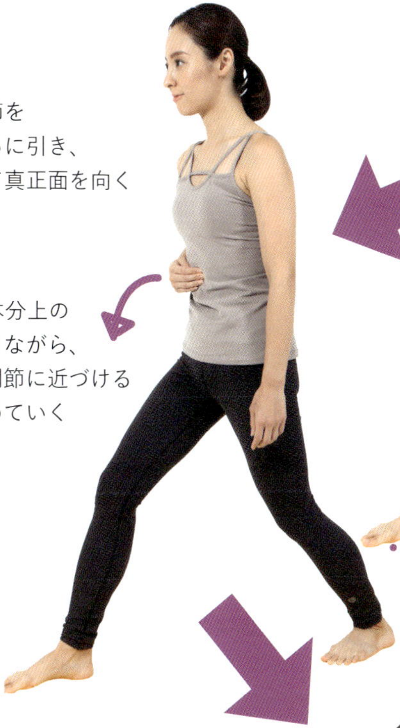

**4**

ダランとしている方の手で
前足の裏ももや内ももを
叩いたりさすったりして刺激していく。
摩擦で熱くなるくらいになったら起き上がっていく

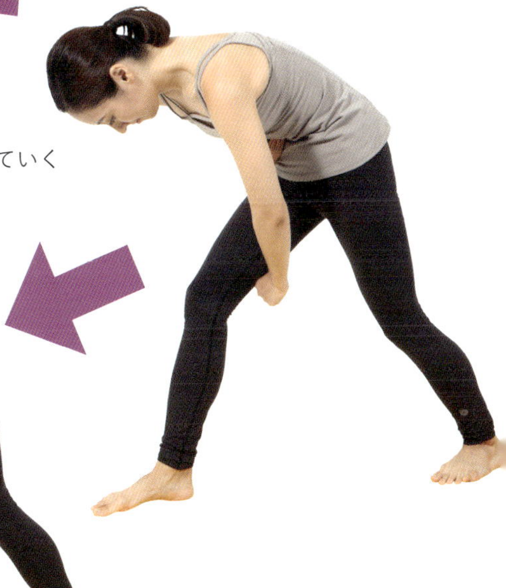

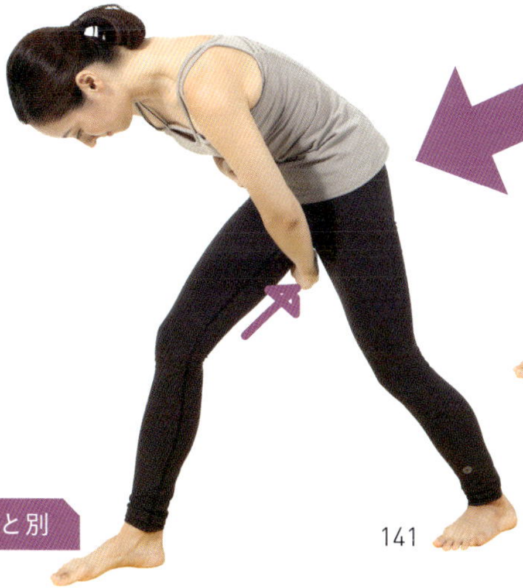

# 02 腰痛解消 骨盤底筋締め

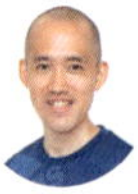

腰を痛めやすいので強化したいが、なかなかうまくいかない……
そんな人は股の筋肉を締める運動がオススメ！
お尻の穴の指１本分前にある会陰というツボを、みぞおちの奥の方に向けて
締める⇄抜く
を繰り返してみよう！
すると体幹のインナーマッスルを満遍なくきたえられて、腰回りを強化できる。

ちょうどいい姿勢じゃないと力がみぞおちまで伝わらないのが面白い！

デスクで気分を切り替えるときにやっています

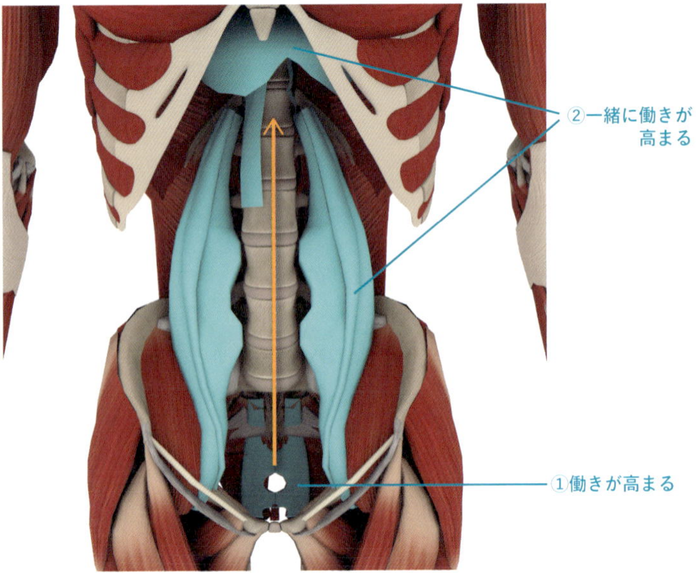

1
足を腰幅くらいに開く

2
骨盤を地面に対して垂直に立てて、
みぞおちの力を抜く

3
へその指４本分上のみぞおちを触る

4
お尻の穴の指１本分前の
「会陰」というツボから、
みぞおちの奥の方まで
力をぎゅっと入れて引き上げていく

5
次にみぞおちの奥の方から
会陰の方に向けて力を抜いていく

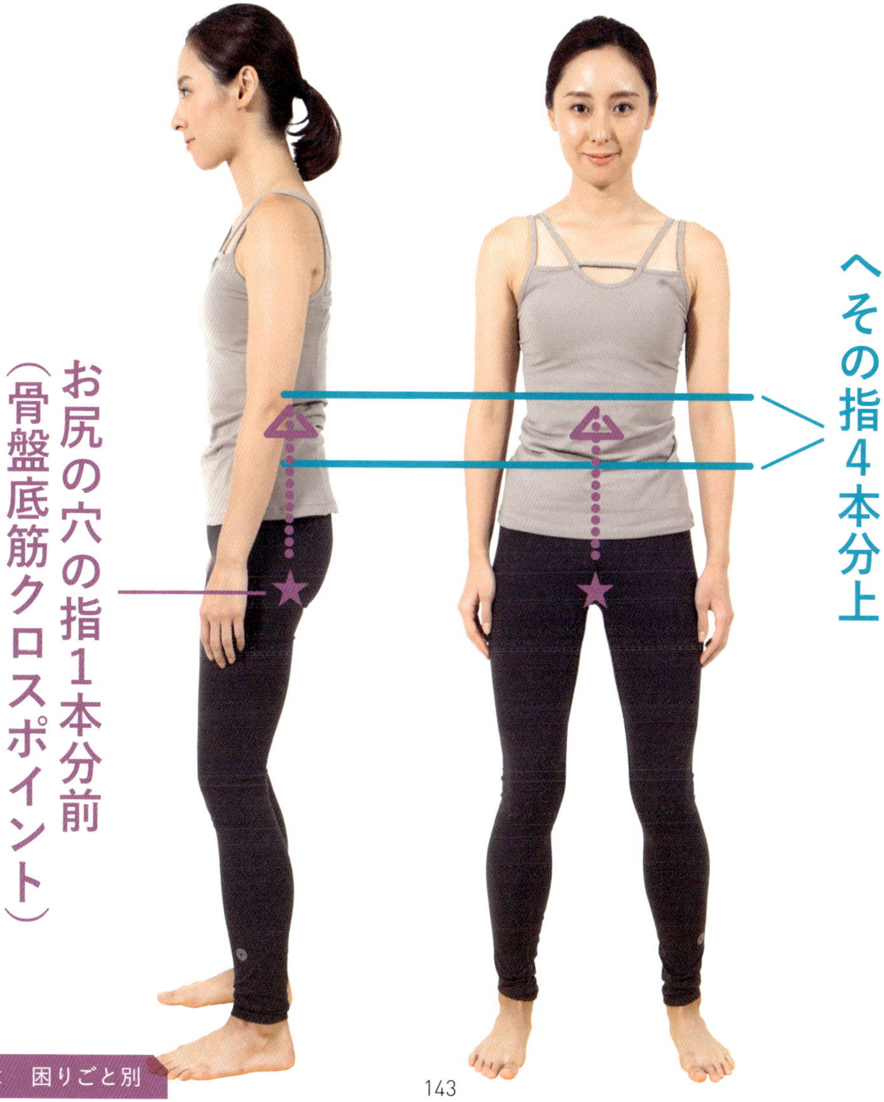
お尻の穴の指1本分前
（骨盤底筋クロスポイント）
へその指4本分上

# 03 肩こり解消腕回し

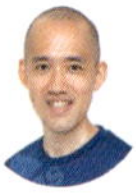

肩が凝ってる人　痛い人
の多くは肩に力が入り上がりやすい。これを解決するには肩を下げられるようにすることなんだが、その時働く筋肉が脇にある。
脇の下を摩擦で熱くなるまでさすった後、触りながら腕を前後に各5回ずつ回す。
すると肩が下がって動きがスムーズになり、コリや痛みが緩和する。

朝起きた時の背中の痛みが、これで大分引きました

首筋から脳への血行がよくなったのを感じました

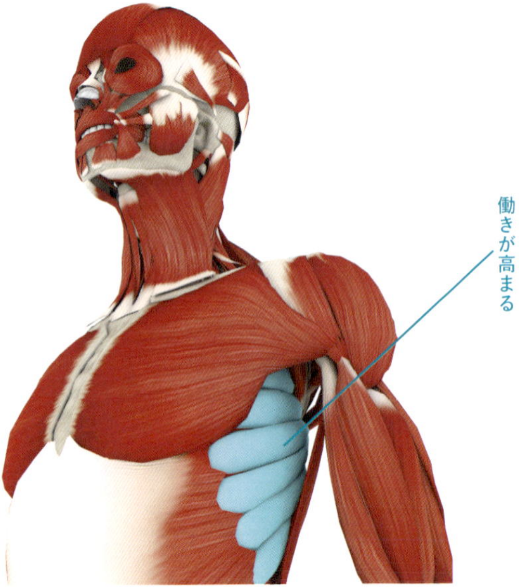

1

脇の下に手を当てて、そのまま熱くなるまでさする

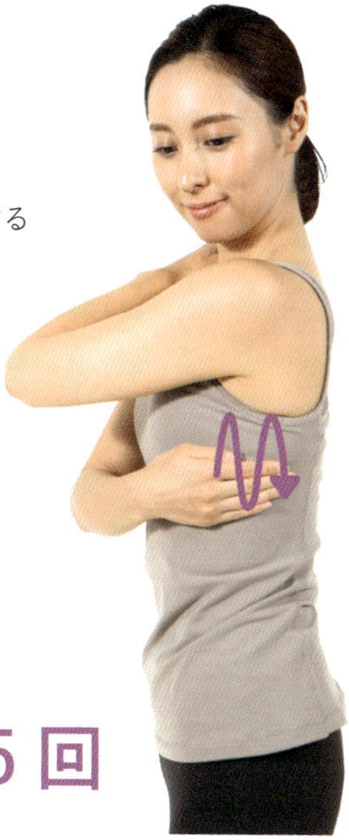

2

さすりおわったら脇の下に手を当てて、
腕を前に5回、後ろに5回回していく

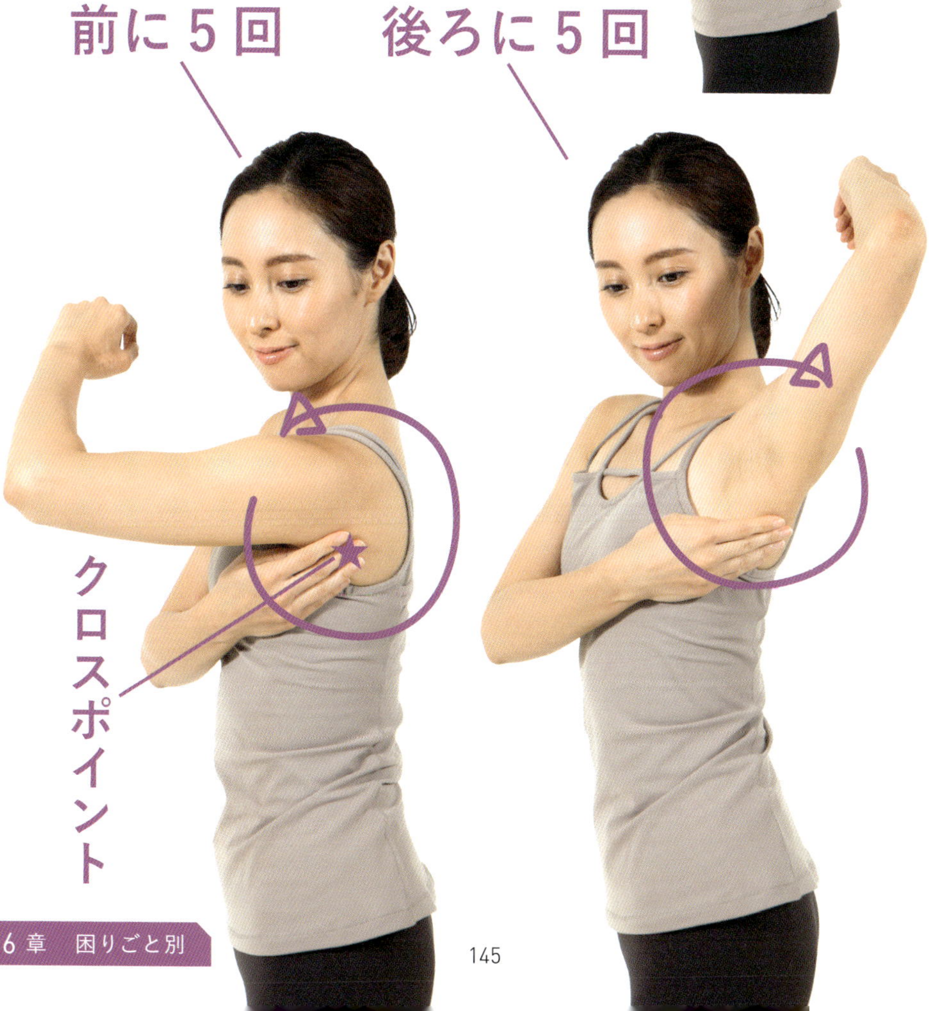

# 04 全身リフレッシュ 万歳グーチョキパー

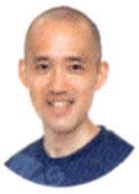

長時間の運転　歩き　デスクワーク　立ち仕事
何やってても疲れると丸まりやすくなります。
なのでそれを一発で解消するために、伸びをしながらグーチョキパーをしましょう！
グーで伸びて、チョキでさらに伸びて、パーでさらにさらに伸びて。
すると全身一気にスッキリしますよ。疲れているときにお試しください！

お風呂あがりにやったらめっちゃ気持ちよかった〜

疲れたときでも楽しい気分になれる！ いいね！

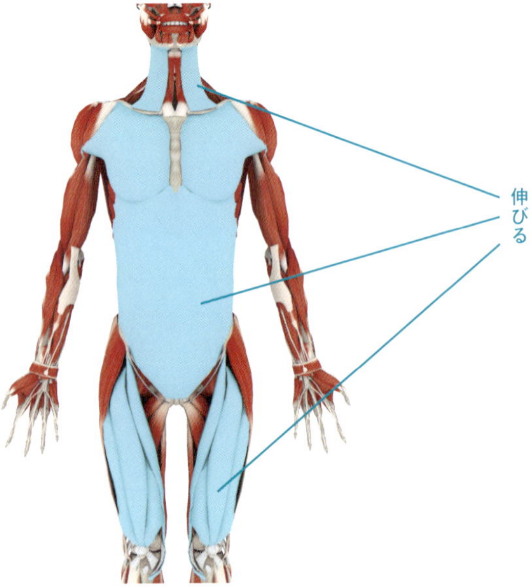

**1**
手をグーにして
そのまま上に伸びる

**2**
チョキにしてさらに伸びる

**3**
パーにして
さらにさらに伸びる

**4**
一気に力を抜く

**POINT**
伸びるときに
真上よりもちょっと
後ろに伸びるイメージ

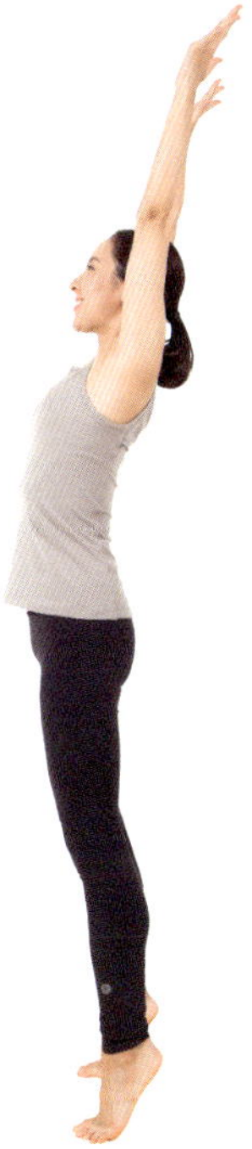

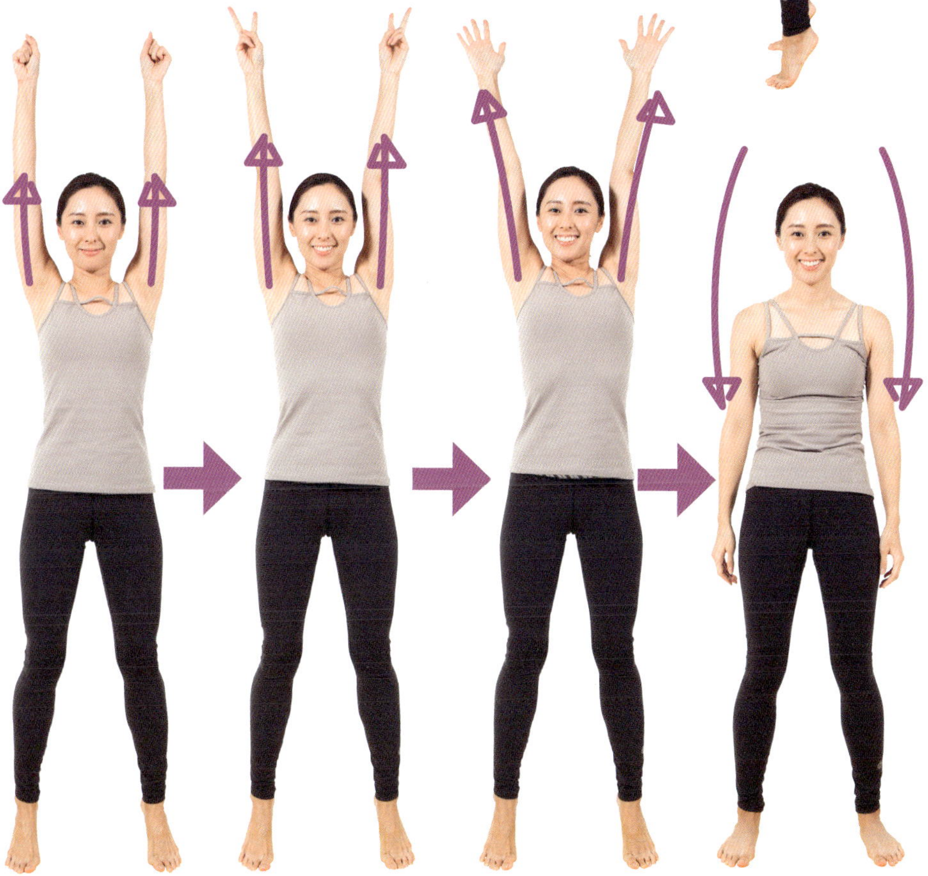

# 05 全身リフレッシュ 片側グーチョキパー

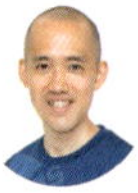

身体が重い　疲労感が抜けない　腰が痛い　肩コリが辛い
そんな時は脇腹を伸ばしながらグーチョキパーをするのがオススメ！
片腕を天井に伸ばして、グーで伸びて、チョキでさらに伸びて、パーでさらにさらに伸びる。
このとき反対側は肩を下げて脇を締める意識。
これをやるだけでスッキリ解消されますよ！　お試しを！

「何もしてないのに体がだるい」というときによくやっています！

脇の下が伸びて血が通って、身体が温まる気がする

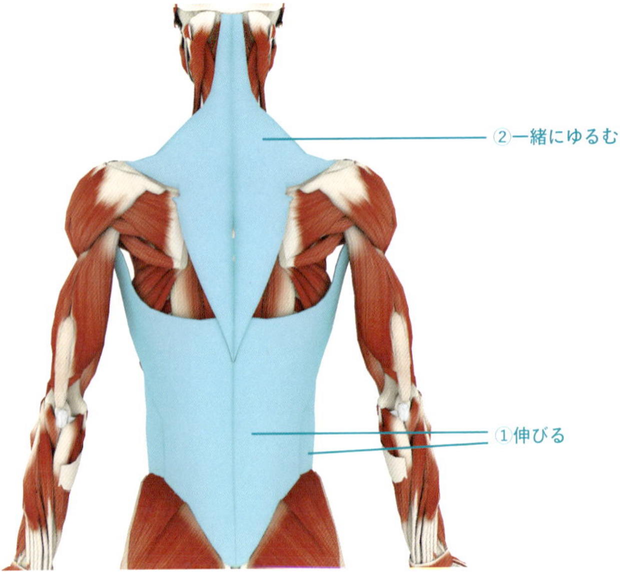

1
片方の肘を曲げて脇をしぼって、
肩を下げる

2
反対側の手をグーにして
片方だけ伸びる

3
チョキにしてさらに伸びる

4
パーにしてさらにさらに伸びる

5
一気に力を抜く

6
反対側も同様に

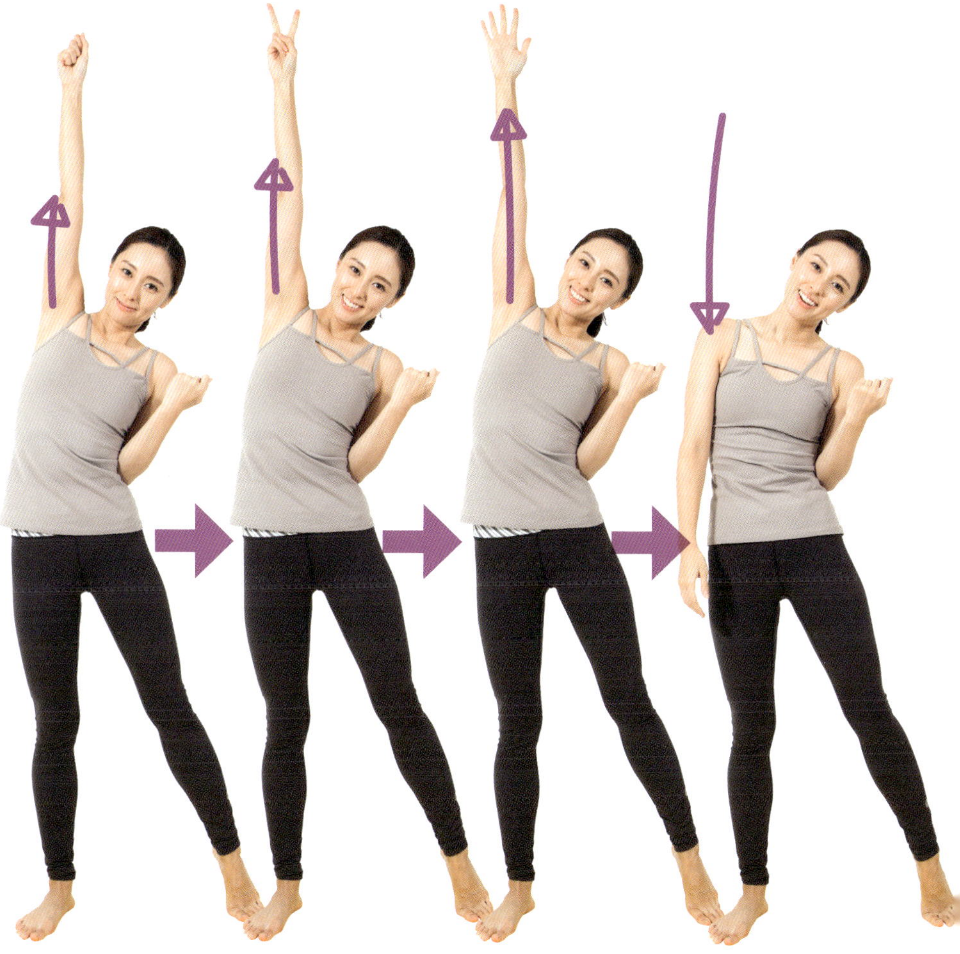

# 06 脚やせ 片足スクワット

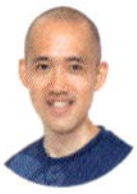

腰痛
膝痛予防
脚やせ
に効果的なのが股関節と坐骨（お尻のほっぺの下）を意識したスクワット。
ここを触りながら行うことで、体幹のインナーマッスルと下肢を繋げて同時にきたえる事ができる。
はじめは 10 回。慣れてきたら 20 回。さらに慣れたら 2 ～ 3 セット。
と徐々に負荷を増やしていきましょう！

足のむくみにも効きました！ 毎日やっています

激しいキツさはないけど、じんわり芯に効いてくる……

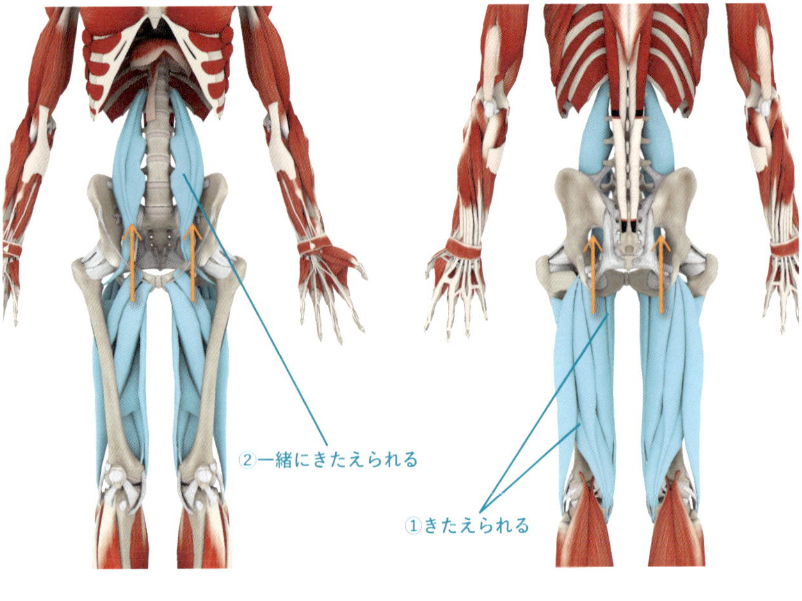

**1**
両足を前後に開き、前足に軽く重心をかけ、後足はつま先で地面につく

**2**
後足側の股関節と前足側のお尻のほっぺの下をそれぞれの手で触る

**3**
股関節から身体を曲げていき、前足の裏ももが伸びるのを感じる

**4**
お尻のほっぺの下から身体を引き上げる

**5**
曲げ伸ばしを何回か繰り返す

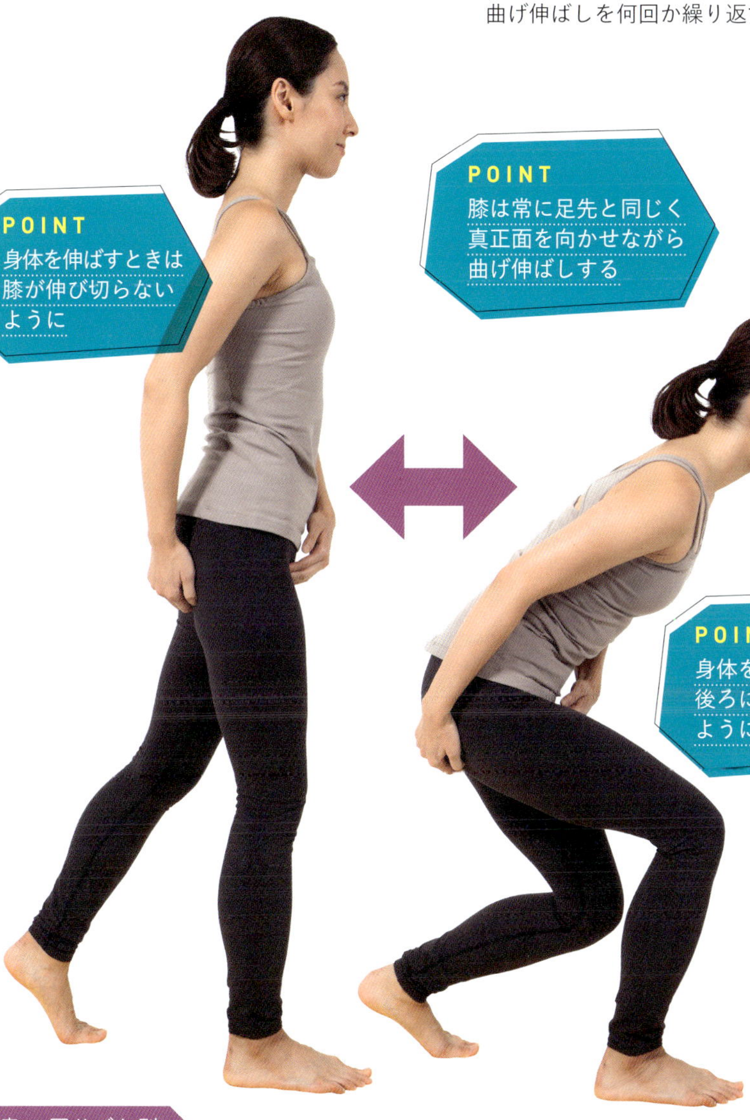

**POINT**
身体を伸ばすときは膝が伸び切らないように

**POINT**
膝は常に足先と同じく真正面を向かせながら曲げ伸ばしする

**POINT**
身体を落とすときは後ろに行きすぎないように

# 07 くびれ作り捻り腹筋

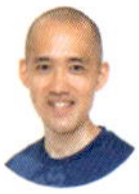

ウエストをしぼるために腹筋をきたえるなら、脇と股関節を近づけるように意識すると良い。
肘と膝を近づけるようにやってしまう人が多くいるが、この意識だと腕と足を動かしているだけで、効率が悪い。
脇と股関節はインナーマッスルと繋がる筋肉があるため、そこを意識した方がよりしぼれる。

このフォームでやると意外に回数ができない！

身体を折り曲げるというより、引き絞るという感覚に近いかも？

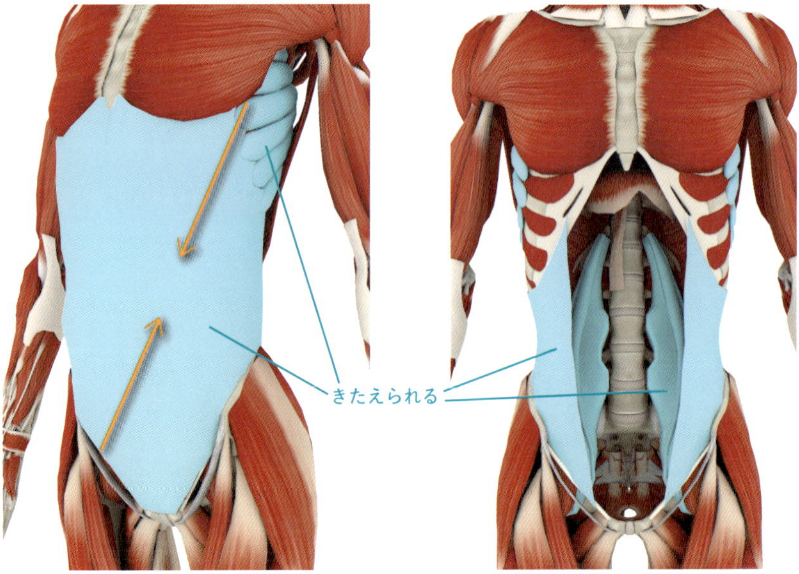

1
股関節を熱くなるまでさする

2
両脇の下を熱くなるまでさする

3
あおむけに寝転がり、
両手を頭の後ろで組む

4
片方の脇と反対側の
股関節を近づけるように
身体を丸めて、戻す

5
左右交互に何回か繰り返す

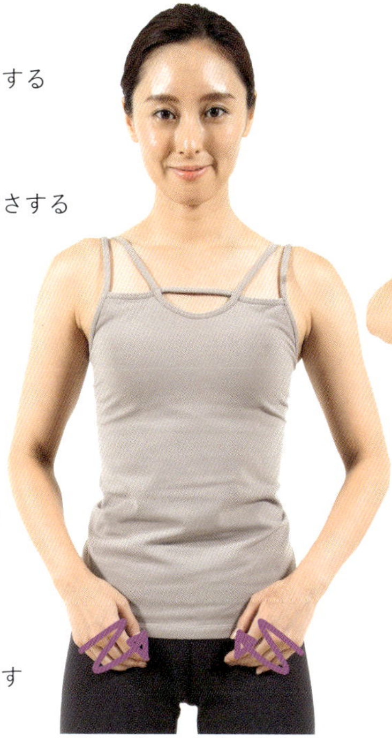

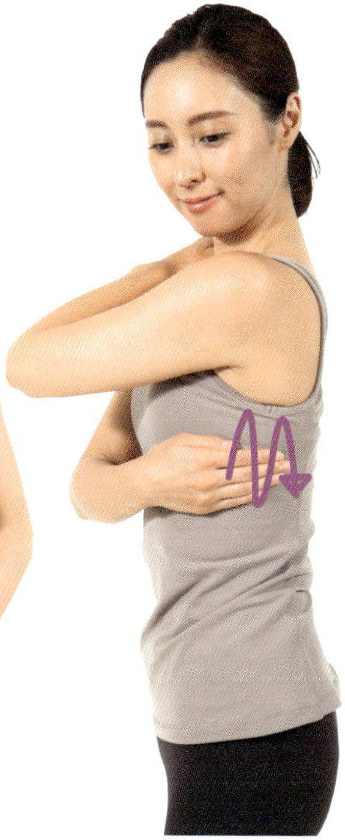

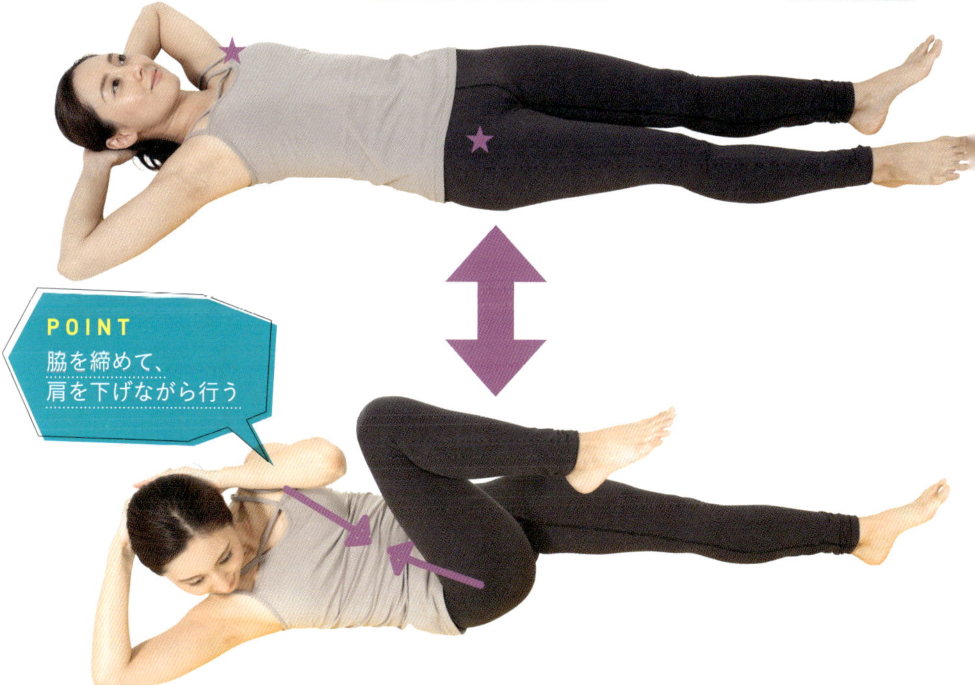

# 08 二の腕痩せプッシュアップ

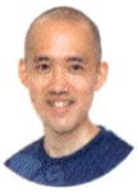

二の腕の引き締め
にオススメなのが、肘や脇をさすった後のリバースプッシュアップ。
この2部位をさすると脇から腕裏にかけての意識が高まるため、その後にこのトレーニングをするとさらに腕裏に効かせることができる！
さするのは摩擦で熱くなるまで行っていきましょう。

普段あんまり使ってない筋肉が刺激される感じがする

2週続けてみたら、すでに目に見えて締まってきた！

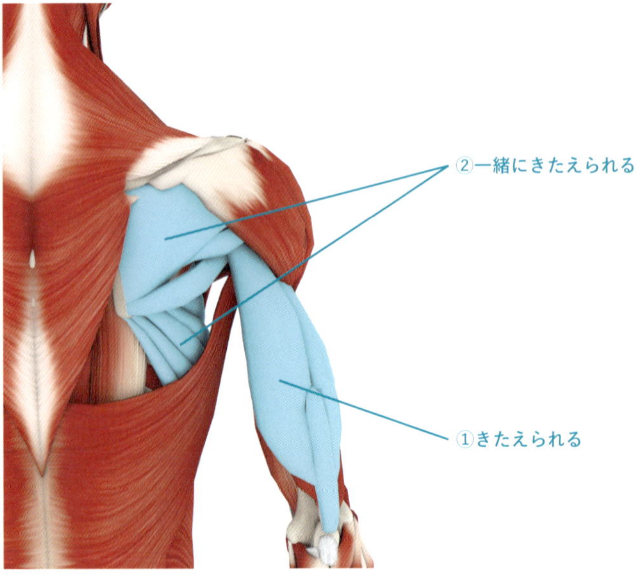

1
両脇の下を熱くなるまでさする

2
両肘の上を熱くなるまでさする

3
椅子に浅く座り、
椅子に手をかけ、
身体を前の方向に浮かせる

4
そこから肘を伸ばして、
身体を上げることを繰り返す

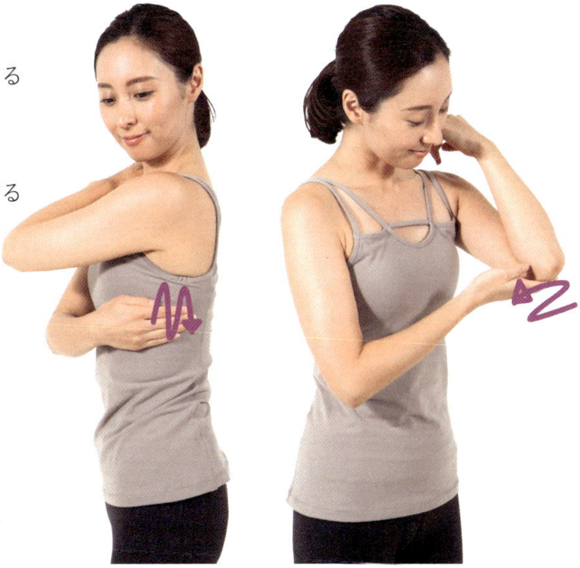

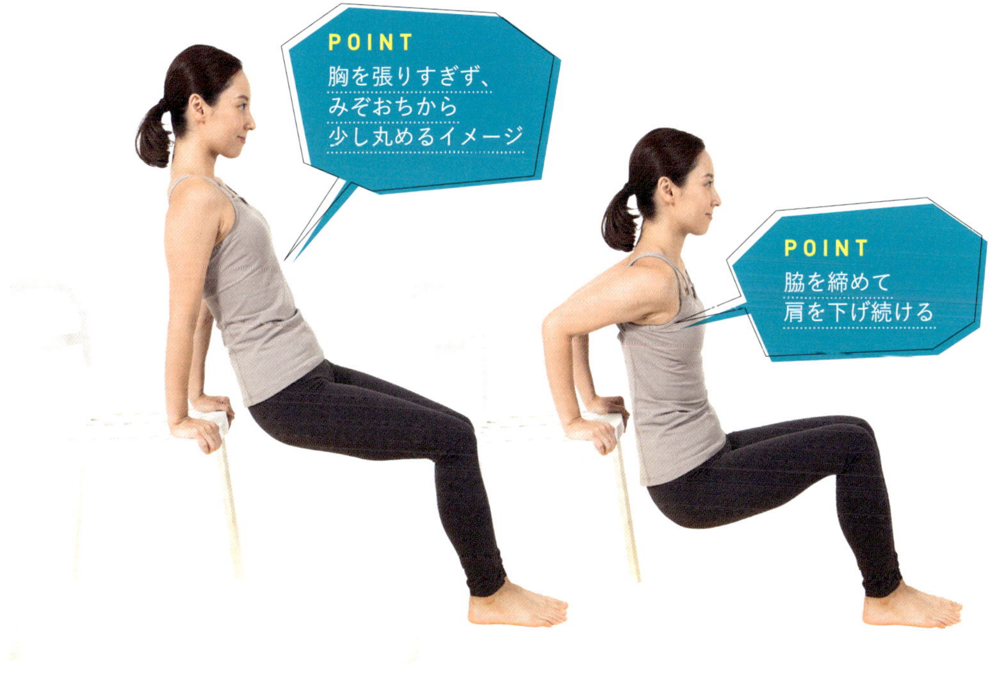
POINT
胸を張りすぎず、
みぞおちから
少し丸めるイメージ
POINT
脇を締めて
肩を下げ続ける

# 09 壁を使ったしゃがみこみ

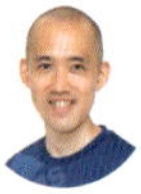

足首が固い
股関節が固い
そしてしゃがめない
そんな人は、膝の力抜いて、みぞおちの力抜いて、股関節を触って、壁に背中つけてしゃがむ練習をしてください。この3つのポイントを押さえるとインナーマッスルが働き関節の動きがスムーズになります。それでしゃがむ練習すればすべて解決。是非お試しを！

おそるおそるじゃなく、ストンと座れるコツがわかった

これやると股関節のあたりが実は気持ちいいかも！

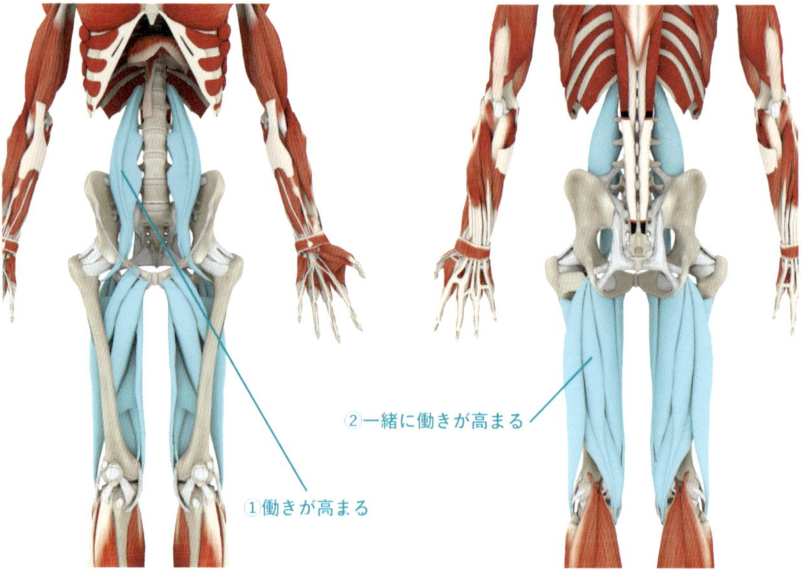

**1**
壁を背にして足の裏１つ分
壁から距離を置く

**2**
寄りかかるように壁に背をつけて、
その状態で股関節を熱くなるまでさする

**3**
そこを触ったまま、壁を滑るようにして
スーッとしゃがんでいく

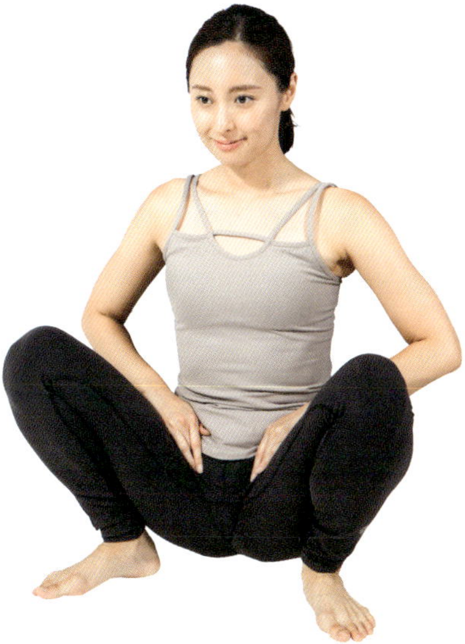

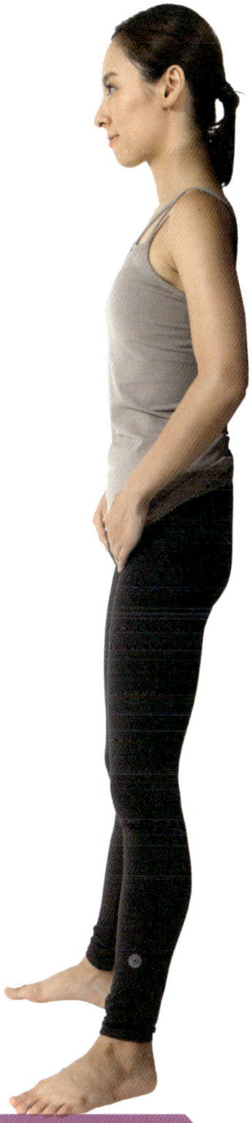

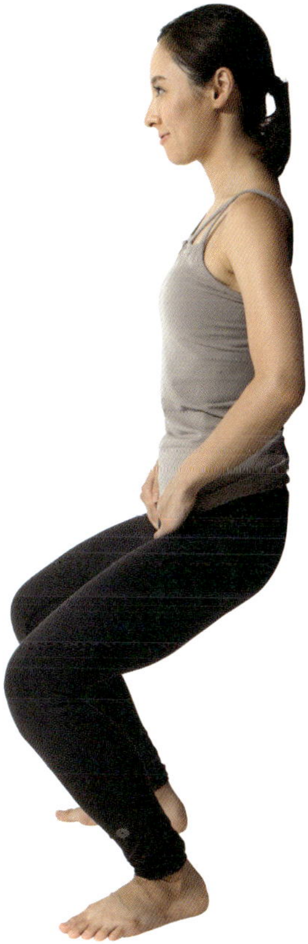

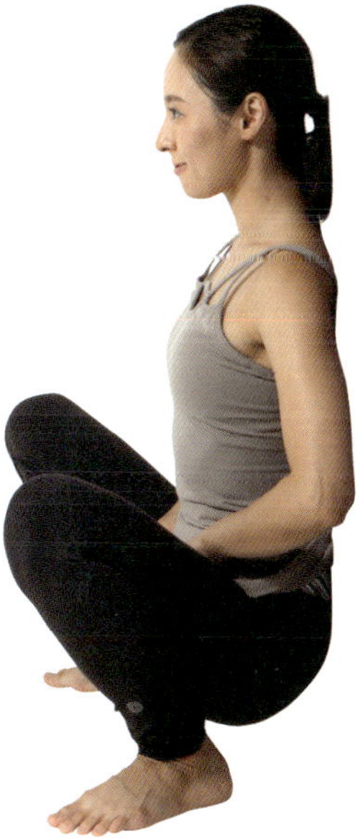

# 10 もっと開脚ストレッチ

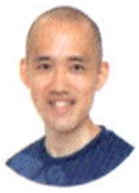

開脚のコツは足首をパタパタ動かすこと。
まず開脚していけるとこまで身体を倒す。
次にそのまま足首をパタパタする。
するともう一段階前に倒せる。
これを何度も繰り返す。
多分どこかで限界がくるだろうけど、自分が持ってる最大限の力は発揮できますよ。
痛くてできなーい！　となりづらいので。

すごい！ 身体が固いと思ってたけど結構足開けちゃう！

いままで力を入れて開脚してたけど、力を抜くのがコツなのか

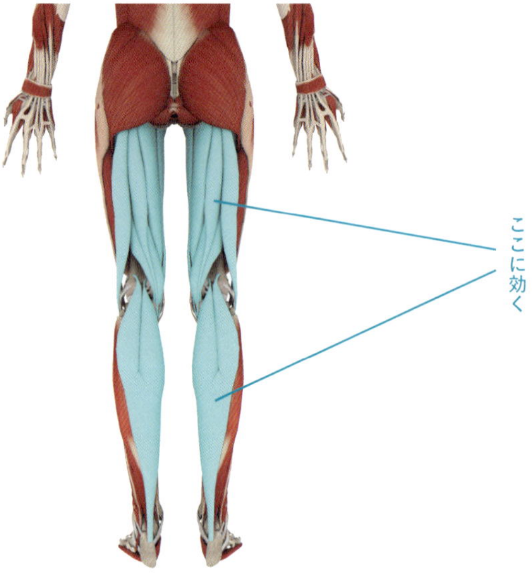

1
足を開いて、
身体を前に倒していく

2
少し突っ張ったり
痛みを少し感じたりしたところで、
足先をパタパタ動かす

3
すると突っ張りや痛みが
紛れてくるので、
さらにもう少し身体を前に倒す

4
また突っ張りを感じたら
再度足先をパタパタ

5
そしてまた少し
身体を倒したところで
深呼吸 2、3 回

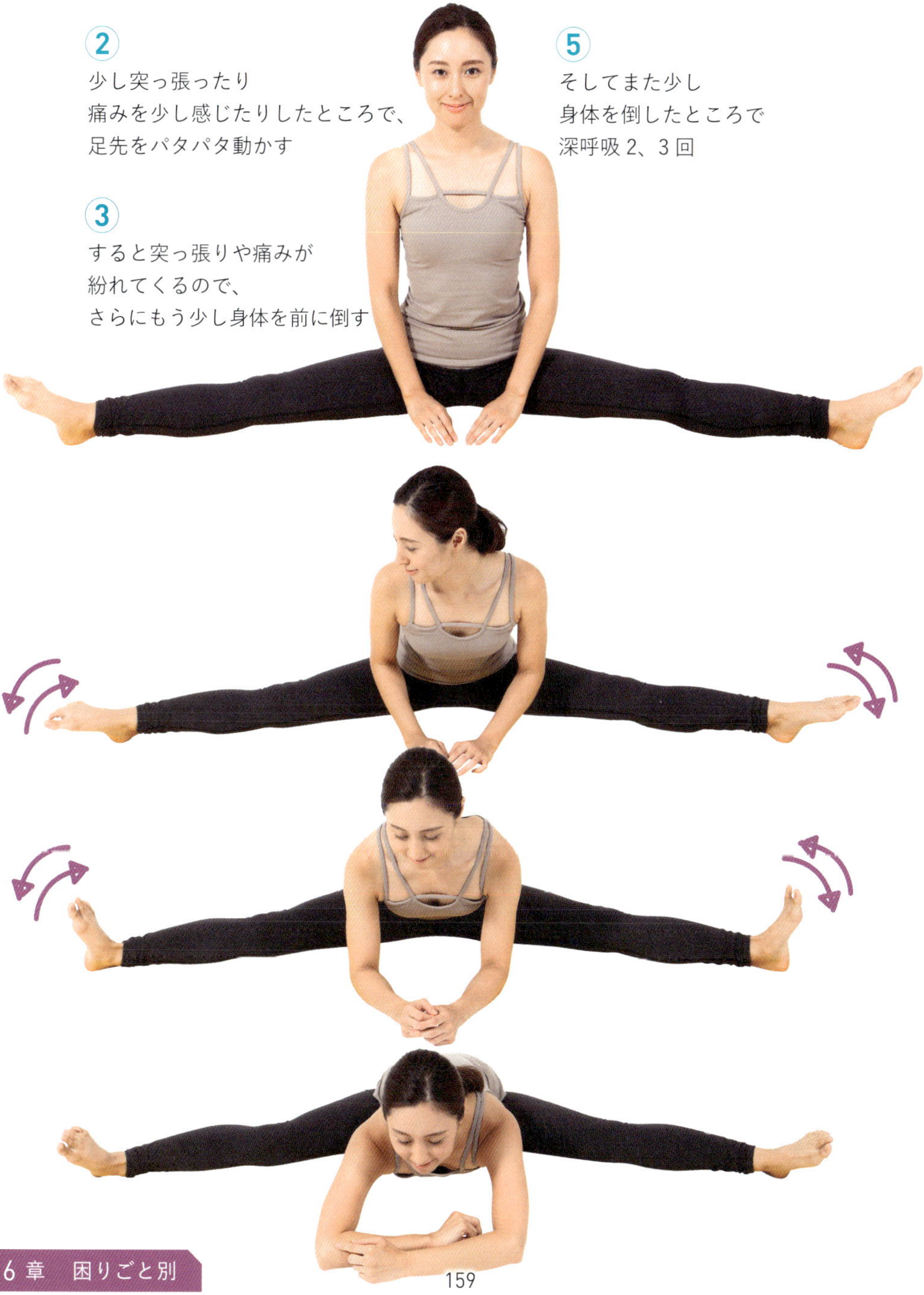

[著者紹介]
**柴 雅仁**（しば・まさひと）
横浜鶴見・蒲田を拠点に活動するパーソナルトレーナー。痛みのない動ける体を作るための方法を発信。Twitter で公開した「10 秒ストレッチ」が 12 万いいねを超え、フォロワーが急増中。現在は 11 万人以上のフォロワーに支持されている。
鍼灸師 /NSCA 認定パーソナルトレーナー /JCMA 認定体軸セラピスト。

## 10秒で絶好調になる 最強のストレッチ図鑑

2019 年 10 月 25 日　初版第1刷発行
2020 年 2 月 22 日　初版第2刷発行

| | |
|---|---|
| 著　者 | 柴 雅仁 |
| 発行者 | 小川 淳 |
| 発行所 | SB クリエイティブ株式会社<br>〒106-0032　東京都港区六本木 2-4-5<br>電話　03-5549-1201（営業部） |
| 監修 | 一般社団法人体軸コンディショニング協会<br>体軸コンディショニングスクール |
| 装丁 | 安賀 裕子 |
| 本文デザイン・DTP | 戸塚みゆき（ISSHIKI） |
| モデル | 東 美樹（スペースクラフト） |
| ヘアメイク | 奈良岡 凪咲（ヘアメイク特攻隊） |
| 衣装協力 | easyoga |
| 編集担当 | 長谷川 諒（SB クリエイティブ） |
| 印刷・製本 | 中央精版印刷株式会社 |

本書をお読みになったご意見・ご感想を下記 URL、QR コードよりお寄せください。
https://isbn2.sbcr.jp/02802/


ISBN 978-4-8156-0280-2